医学哲学叢書

医学哲学はなぜ必要なのか

石渡隆司　著

時 空 出 版

医学哲学叢書

医学哲学はなぜ必要なのか　目次

第Ⅰ部　医学史から医学の哲学へ

第Ⅱ部　医学の哲学は可能か

第Ⅲ部 医学哲学小論翻訳

第Ⅰ部　医学史から医学の哲学へ

伝統医学として見たギリシア医学の再評価

——ヒポクラテスを中心として——

序

わが国で伝統医学という場合、一般には中国からわが国に伝えられたいわゆる漢方医学、またはその源となった中国医学、インドやチベットの医学を指すものと思われるが、古代ギリシア医学も、近代医学とは異なる独自の思想的枠組みをもっていたという点で、伝統医学のひとつに数えられてよいと思われる。ギリシア医学はその客観的な思考法において、確かに近代医学の基盤としての役割を果たしたとはいえ、本質的には古典期以前の古代ギリシア文化の枠組みを継承しており、そこでは人間の経験の全体性が尊重されていたからである。長い間ギリシア人の内面を支配していた信仰的な世界は、前六世紀の半ば頃から急速に世俗化されて行ったが、世俗化された文明の内側には宗教的世界観によって培われた、人間を超えた力に対する畏敬と、人間の限界についての自覚とが明確に残されていた。

もともとギリシアの医療には二つの系譜があった。そのひとつは言うまでもなくヒポクラテス学派を代表とする自然学的医学の伝統で、他のひとつは民間医療的な起源と独自の宗教心理学的療法との結びつきを特徴とするアスクレピオスの神殿医療の伝統である。この二つの医療の系譜は、それぞれに別途の思想と方法によって存立していたが、これら思想的基盤の異なる二つの医療体系がやがて相互に影響し合い、結果的にはひとつのギリシア医学の成立に向かっていった。

ヒポクラテス医学の方は、前六世紀頃からイオニアを中心に開花した自然哲学の基本的な自然観を継承しながらも、自然哲学のうちにあった詩的、神秘的解釈を脱して、ほぼ純粋な経験観察に基づく医学を誕生させることになった。またヒポクラテス学派の根拠地であるコス島の対岸クニドス半島には、ほぼ同じ時期に、ヒポクラテス学派＝コス派とライバル関係にあり、部分的にはコス派を凌ぐ医学的な経験や知識を保持していたクニドス派が、イオニアの沿岸一帯に勢力をもっていた。ヒポクラテスの全集のうちには、クニドス派に属する著作と思われるものがかなり含まれているにもかかわらず、この派の名声が後世に余り知られないままであったのは、この派の医学理論が超経験的な自然哲学の名残りを色濃く残していたために、後の医学者たちからは、コス派に一歩後れをとるものとみなされたためと思われる。かれらの医学理論に見られる哲学との結び付きも災いして、コス派に名声を独占させる結果になったものであろう。

古代ギリシアに誕生した医学は、以上のようにアスクレピオスの民間治療的、宗教医療的伝統と、自然哲学の影響下にあったクニドス派やコス派の流れが一体となって、次第にコス派を中心とする経験観察を基礎とする医学体系にまとめられていったものと思われる。総じて、およそ紀元三世紀頃まで続いたアスクレピオス的伝統とコス派的伝統との両立は、結果としてギリシア医学に、心身両面にわたる人間的経験の全体性を尊重させることとなった。そしてギリシア文化が全体として学問的な分化の方向にあったなかで、医療各派の伝統は互いに排他的な競合関係というよりは、相互補完的な役割を果たしていた、と見ることができるのである。今日のわれわれが古代ギリシア医学について再評価すべき点はまさにここにあるといえよう。

一　ヒポクラテス学派の医療観

『ヒポクラテス全集』のうち、ヒポクラテス自身の著作としてもっとも信憑性の高いもののひとつと考えられている『古来の医術について』のなかで、著者は医学の誕生について、「病人が健康な人と同じ食べ物や飲物を与えられたり、同じ生活の仕方をしていて健康を取り戻せるのであれば、医術が探求されることはなかったであろう」と述べた後で、医術の役割を「健康人とは条件の違う病人にとって必要な知恵を探求すること、すなわち、病人一人一人の体質や体力に合わせて、その人に消化できるように工夫された飲食物や、患者に適した生活法を発見し、それを指示、指導することである」としている。さらに病気にかかるのは「医術に関しては素人である一人一人の人間」であること、また医術は、一人一人の患者をその苦痛から解放するための経験を基礎とし、その上に正しい観察・経験を積み重ねた優れた医師たちの探求の結果誕生したものである以上、患者の指導にあたっては、素人でもその意味が理解できるような言葉で説明しなければならない、と述べている。

換言すれば、医術を病人にわからないような難解な言葉で述べることは、医師がいたずらに自らの権威を誇示するためでないとすれば、たんに無益であるばかりでなく、病人自身の治療への協力も得られず、かえって有害であるという思想で貫かれている。

こうしたヒポクラテス学派の医術論は、その出発からすでにクニドス派の見解とは大きく異なっている。たとえば同じ「ヒポクラテス全集」のうちでも、『人体の部位について』のように、人体を小宇宙に見立てて外側の自然である大宇宙との相関から論じる、いわば自然哲学的な前提に立っている著作はヒポクラテス医学とは自ずから趣をことにしており、この著作をクニドス派の論稿が混入していると見る最近の有力な学説も十分に首肯できるのである。

とはいえ、ヒポクラテスが自然哲学の理論を振りかざさなかったということは、ヒポクラテス派の医学が、人間の病気にとって自然環境の及ぼす影響を無視したというわけでは決してない。それどころか、たとえば『空気、水、場所』においては、ある土地の風に対する方位が、そこの住民の体質を作るのに大きな役割を果たしていること、また飲用水についても「健康に対して水の影響するところはいたって大きい」こと、また健康によい水と悪い水の違いや、雨水や雪解け水について論じることにより、風土地理学的に病気の本質に迫ろうともしている。

さらに、同じ著作において、アジアとヨーロッパの自然環境の違いから、双方の住民の体型や気質や徳性の違いについてまで、突っ込んだ考察がなされていることを考慮すれば、ヒポクラテス医学がたんに対症療法的な治療論にとどまらず、自然の健康に及ぼす影響の全般的な観察の上に展開されていたこと、それゆえ医術の役割を公衆衛生学的な範囲まで含めて捉えていたことが知られるであろう。

二　ヒポクラテス医学と食事法

さて、患者一人一人の病気に関する日常的な体験に観察の基礎をもつヒポクラテスの医術論においては、その治療法もまた、食事法に中心がおかれている。『食餌法について』第一巻では、一般に飲食物が人間の健康に与える効力について、食物と運動との関係、とくに食物の摂取量と運動量との調和の問題に触れ、そこには個人の体質や年齢、季節や土地柄などが微妙に関係していることにも言及している。上記著作では一般に、飲食物のもつ効力について考察が進められる。「私たちが生命の糧とするあらゆる飲食物について、それらが本来どんな効力をもっているか、またそれらが人間の手で加工されると、どんな効力が生じるのかを知らねばならない。本来、強性の飲食物については、必要に応じてどうしたらその力を弱めることができるか、また弱性のものについては、どの様に加工すればその効力を強めることができるかを知る必要がある」。

飲食物を加工する基本的な手段として、著者はまず火と水を挙げ、その一般的な性質と働きを述べた後、大麦、小麦、豆類、食用動物の肉、鳥肉、魚介類、卵、チーズ、葡萄酒、蜂蜜、野菜、果実、脂肪について、それらの効用をひとつずつ解説する。

次いで、人々の生活法について、入浴、塗油、吐瀉、睡眠の効果を述べた後、各種の運動や鍛練の効用を説いていく。著者は運動を自然な運動と激しい運動とに分けてその効果を論じるが、ここでは自ら運動することばかりでなく、運動を見ることや声を出すことが、ともに精神を刺激すること、そのことがさらに身体の贅肉を落とす効果をもつことについて言及しているのはとくに注目に値しよう。自然な運動としては散歩が挙げられるが、それについても、朝の散歩、夕食後の散歩、さらに体操後の散歩の効用などを、また激しい運動としてはジョギング、腕振り、レスリングについて、さらにそうした運動の前後に行う塗油やオリーブ油によるマッサージの効果などを別個に論じている。

要するにヒポクラテスの医学理論では、運動量に比して飲食物の取り過ぎが、多くの場合、病気の原因となると考えられている。「実際、もしほんの少しでもどちらかがもう一方よりも不足すれば、長い時間が経つうちには必ず過剰な方が身体を支配し、ついには病気になる」。したがって、医師がそのことに十分な知識をもち、患者の食物摂取量と運動量との不均衡が明確になれば、病状が悪化する前に正しい診断を下し、予防的な治療をすることもできることになる。実際「病気は突如として人間をおそうものではなく、少しずつ進行した上でどっと現れる」からであり、著者はまさにその事実こそ、自分が初めて探求したものであると誇らしげに述べている。

『食餌法について』第三巻では、食事量と運動量の調和を判断するためにはさらに、各人の体質や、性交との関わり、その人の過去の生活習慣などとの関連をも考慮すべきことが説かれている。「人間の食餌法については、どうすれば食事の量に運動量が釣り合うかを正確に記述することはできない。というのも、何よりも人間の体質がさまざまであるし、そのほかにもそれを決めることを妨げる沢山の要因があるからである」。

こうしたヒポクラテス学派の医術理論は、たんなる治療理論を超えて、一種の保健理論にまで発展することは当然の流れであったといえよう。『健康時の摂生法について』では、一般の健康人がその状態を維持するための基本的な生活法として、季節、年齢、体質に応じてとるべき食事の内容やとり方について、とくに減食や葡萄酒の飲み方、入浴、運動、睡眠、吐瀉剤の使用、着衣についての注意など生活上の細かな注意がなされており、「知恵のある人は、健康が人間にとってもっとも価値あるものであると考え、病気の時に自分自身の深い思慮によって、何が身体のためになることなのかを見出すことができなければならない」という忠告で結ばれている。

三　ヒポクラテス医学の倫理性

以上に見てきたような、日常的な経験観察に基礎をおいたヒポクラテスの医術観が、医術をそれまでの権威主義的な秘密主義や抽象的な哲学理論、さらには呪術的もしくは宗教的世界像との結び付きから切り離し、医術に独自の経験的な理論構築への道を開くものであったことは明らかであろう。したがってヒポクラテス学派の倫理の中心とされたものもまた、もともとは絶え間ない観察や真剣な治療態度という文脈のなかで語られていたと見るべきである。したがって、いわゆる「ヒポクラテスの誓い」をはじめとする一連の「医の倫理」に関する論述には、ヒポクラテス学派本来の倫理観からはただちに派生しないような、教訓的な言説が含まれていることにも注意しなければならない。たとえば「誓い」の冒頭に出てくる、医術の師とその一族に対する特別な配慮は、この学派以前の、医師のギルドで用いられた誓約文が混入したと見ることができるし、また『医師の心得』『掟』『品位について』などに見られる教訓的な言辞は、むしろ後のストア学派の影響のもとにあった時代のものと見ることが至当であろう。

しかし「誓い」のなかで、古来医の倫理の基本として尊重されてきた思想は、「患者に害を与えない」という部分に深く関わっている。この部分はもともとは、「誓い」よりはヒポクラテスの著作として信憑性の高い『流行病』第一巻のなかの「病気に関しては次の二つのことを行うこと。すなわち、患者を救うか、あるいは害を与えないようにすること」という箇所から引用されたものと思われる。絶えざる観察研究によって、優れた知識や判断力を身につけ、病気の診断や治療に誤りなきを期すことが医師の第一の課題で、それができない場合でも、医師の無知や不注意によって患者の健康を損なったり、ましてや早すぎる死を招くようなことがあってはならない、というのがその主旨である。

『術について』『急性病の摂生法について』には、「医師は（病気の一般的な性質と個人的な特性の）両方に関心をもたなければならない。また整然としかも正確に行う必要のある処置なら、そのひとつひとつを整然と正確に行わなければならず、迅速に行わなければならない処置ならば迅速に、清潔さが要求されている処置なら清潔に、痛みを感じさせずに施すべき処置であるならば、できるだけ患者が痛まないように行わなければならず、その他それに類するあらゆる処置を、もっとも優れた仕方で行うように心がけねばならない」「私のもっとも賞賛したい医師とは、非常に多くの人の命を奪う急性病の治療にかけてもっとも秀でている医師のことである」といった記述が見られる。こうした一連の記述からも知られるように、ヒポクラテスにおける理想的な医師像は、もっぱら医術の実践のための知識技能の習得に専心する、真に職業的使命に燃えた医師にほかならない。

むすび

しかし、医術が有限な人間の業であるかぎり、あらゆる努力を払ってもなお、医師は患者の状況によっては、その治療が自らの能力を超えたものと判断せざるを得ない場合もあろう。ヒポクラテスに限らず、古代ギリシア医学では、そのような場合に患者の治療を拒むことはかえって、自らの限界を知る倫理的な態度として許容されていた。そのために、もっとも良心的な医師たちからさえ治療を拒まれた患者を収容したアスクレピオスの神殿医療が、科学的な医療の限界を補うものとして、医療に対する人々の要求の少なからざる部分を受けもっていたという事実を無視することはできないであろう。

ヒポクラテスからほぼ五世紀半を経た後にギリシア医学を集大成したガレスノの医学が、ヒポクラテスの医術論を不動の基礎として尊重しながら、同時に、医学をアリストテレスの自然学的世界像のみでなく、プラトン的形而上学的世界像にまで拡大することを企図したことの背景は、ヒポクラテス以来の医学的伝統と、アスクレピオスの神殿医療との両者が、互いにその性質や方法を異にしながらも、対立し合っていたというよりは相互に補い合っていたと考えることによって、初めて理解可能になるのである。

〔参考文献〕

本書第Ⅱ部（73頁）「医学と哲学の統合と分離をめぐって——ガレノスを中心に現代まで——」
ヒポクラテス『古来の医術について』
ヒポクラテス『空気、水、場所』
ヒポクラテス『食餌法について』第1巻、第3巻
ヒポクラテス『健康時の摂生法』
ヒポクラテス『流行病』第1巻
ヒポクラテス『急性病の摂生法について』

なお、ヒポクラテスの著作の引用に際しては、「ヒポクラテス全集」エンタプライズ刊の訳を参考に独自の訳を用いた。

文化史から見た古代人の医療観（1）

――ギリシア神話の医療観――

はじめに

医療の歴史を文献・資料によって遡れるかぎり古くまで辿ろうとすると、われわれの行く手には古代の宗教や神話の深い霧が立ちこめていて、その源流に行き着くことを困難にしている。

古代社会のなかでも、早くから医療の営みの痕跡が見られるのは、古代文明の発達したエジプト、インド、中国などで、それに続くのがギリシアであったと考えられている。古代インドや中国の医療史については、独自の専門的な研究を必要とするので、ここではこうしたテーマを扱う上での材料が、筆者のもとに比較的そろっている古代ギリシアについて考えていくことにしたい。その成果は、おそらく、医療について古代人に共通の視点を浮き彫りにするであろう。

古代ギリシア人の医療観を考える際に、われわれはまず、かれらの宗教や神話に現われた世界像や宗教観を知らなければならない。古代人は自分たちの世界や人間についての思想や解釈を、神話の形式を通して伝えているからである。

神話に特徴的なことは、それが特定の作者と結びつけられていないこと、そのような物語が当の民族の成員によって等しく知られてきたものであること、さらにそれらの物語が民族に共通の暗黙知を映しだしていること、などである。

ギリシア神話は全体として見れば、一方では豊かな可能性をもちながら、他方では不可避的な限界によって宿命づけられているパラドクシカルな存在である人間の実相を「死すべき人間」のうちに見て、それを他方の「不死なる神々」の人間界への不断の干渉の過程を通して解釈するものである。

けれども古代ギリシア人の信仰について述べることは、もちろんそう単純なことではない。われわれに知られているギリシア人の精神的遺産は、ホメロスの叙事詩をはじめ、古典期のギリシア文化形成の主役となった種族が、北方から長い歳月をかけて南下し、ギリシア本土と地中海の北東部沿岸に広く居住するようになってからのものである。しかし、そこにはまた、かれらの種族が南下する以前に抱いていた宗教的世界像や信仰、さらにかれらより先に、そこに居住していた先住民族の宗教文化や伝説、さらにはかれらの移動や植民の過程で獲得した世界像などが深層部分に残存していると思われるからである。

ここでは余り学術的な内容に深入りせずに、広く知られているギリシア神話の枠組みと、そのなかで、多少とも医療と関連する物語を手がかりに医療史のひとつの側面に迫ってみたい。

一　オリンポス信仰の概要

われわれによく知られているギリシア神話は、いわゆる「オリンポス信仰」を基盤としている。オリンポス信仰とは、ギリシア本土の北東の端で、マケドニアと境を接するテッサリアに聳えるオリンポス山の雲のかかる嶺に居住すると考えられていた、一二神に対する崇敬と畏怖の入り混じった宗教感情を意味している。ギリシア人が天上の世界の象徴とみなしていたオリンポス山に宮居する神々は、ゼウスを主神とし、男神・女神それぞれ六神ずつからなり、「不死なるもの」という共通の本質をもち、それぞれの役割に応じて、神々と人間界の出来事を支配する存在であった。そうした神話的世界の枠組みを知るために、以下に一二神の役割と権能について概観しておくことにしよう。

神々のなかでも、大神ゼウスは主神として最大の支配力をもち、神々と人間界全体の秩序の維持を司り、その決定に対してはいかなる神も逆らうことはできない。それぞれの神々には固有の役割が定められており、その役割に応じた権能をもつが、その権能に関しては他の神々も干渉することができない。しかし、全体としてみれば、神々の間の力の差はかなり大きく、その差はギリシア文明の発展の過程で、それぞれの神の活躍の場面の大きさに比して開いていったものと思われる。

一般には、ゼウスに次ぐ力をもつと信じられていた神はアポロンで、地上に生活するための知恵を人間に与えると信じられていた。アポロンが人間に贈るとされていた知恵は、最初は、生きるためのさまざまな個別的で具体的な知恵、すなわち、人間は他の動物のように自然界に適応するための武器や機能を身体に備えていないので、それに代わるものが「自然に適応する知恵」であった。しかしこの「知恵」は神話のなかでは、次第により内面的な知恵、事柄の善悪を判断したり未来の可能性を予告したりする知恵に変わっていき、その結果、各地の王や諸侯は戦争をはじめ重要な行動の選択を迫られる局面では、必ずアポロンの予言的な力に判断を仰ぐようになった。

アポロンの知恵と並んで、日常的な生活技術を伝えたり、人々の感情や欲望に働きかける力が他の神々にその独自の持分として配分されていた。すなわち、自らも狩の名手であるとされた狩猟の女神アルテミス、農作物の豊穰を象徴する女神デメテール、食を煮炊きする業を伝える竈の神ヘーパイストス、髭づらをしたディオニシウスは葡萄酒と祭りの陶酔をもたらす神として、いくつかの地方では熱狂的な信仰をかち得ていた。戦の勝利を叶えさせる軍神アレスは、つねに槍と楯を携えた姿で知られている。海上に荒波や静けさを自由に作り出すことで船員たちから恐ろしがられた海神ポセイドン。人々に美を与え、愛を支援する女神アフロディテや、神々の使者として自由に地上を訪れる翼をもったヘルメスの働きは人々の心に深く食い入っていき、かれらの運命を左右する力をもつと考えられた。

また、その役割がよく知られていない女神ヘーラは、主神ゼウスの妻で、その嫉妬深い振舞いには大神ゼウスも手を焼くようになったが、この神も最初には妻と母の象徴として、女性の重要な導き手で貞淑な妻たちの支援者であったにちがいない。深層心理学的に見ると、ヘーラの存在は、奔放に欲望を行使することによって自らの正義の掟をも冒しかねないゼウスと他の男神たちの監視や警告、またそうした行為を批判し、戒める重要な意義を担っていたと考えられる。最後に、都市国家アテネの守護神であることで、古典期に入って最も人気のあった女神アテネは、正義を維持するために容赦のないゼウスの掟が、人間を機械的に裁くことがないように、神々や人々の感情や意志を動かして、平和のために奔走する調停者として、ギリシア人の信仰に独持の優しさと救いを持ち込んでいる。運命や過去の因果の桎梏に苦しむ悲劇の舞台では、最後に必ず登場して悲劇に明るい終結をもたらす役目を果たす。深刻な対立や葛藤の続く劇のフィナーレに、滑車を使った道具立てで天上から舞台の上に降り立つので、この女神には、困難な事態の最後の解決者という意味で、後に「機械仕掛けの神」を意味する、ラテン語の「デウス・エクス・マキナ」という呼称が与えられることになった。

二　ギリシア神話の医療観

さて、右に見てきたように、人間の生きるための知恵は、その大部分がアポロンをはじめとする神々から直接に贈られることになっているのに、そうした知恵のなかでも、もっとも重要な意味をもつと考えられる医術の知恵は、神々からの贈り物のうちには含まれていない。それはなぜであろうか。この理由を考えることが本稿の中心的な主題である。

ギリシアの神話・伝説のなかにはじめて医術が登場するのは、ホメロスの『イリアス』で、トロイア勢の矢で傷を負ったギリシア方の武将メネラオスを、二人の従軍医師、マカオーンとポダレイリオスという兄弟がまことに手際よく治療する場面である。そこではこの兄弟は父親から学んだ治療の業を遺憾なく発揮したとして讃えられており、この二人の医師の父がアスクレピオスであることが紹介されている。オリンポス信仰を背景にしたホメロスの作品のなかでは、アスクレピオスは死すべき人間の一人に過ぎず、どこにも神として書かれてはいない。

ギリシア文明のなかで、医療の役割が次第に重要になってきたことに伴い、アスクレピオスはその後に書かれた神話・伝説のなかで神々の家族の一員として取り込まれていき、その生まれも、神アポロンが人の子であるプリュギアスの娘コロニスに生ませた息子という話になっていったのである。

アスクレピオスがアポロンの息子とされるにいたった経過は、上述のように、医術知をオリンポス的な世界像の文化的な枠組みのなかに位置づけざるを得ない状況によって作り出されたものであることが想像される。しかし、アスクレピオスが医術を修得したのは、あらゆる知恵の贈り手である父アポロンからではなく、ケイロンという半人半獣の怪物であったことは注目に値しよう。実際、神話のなかではまた、ケイロンがアポロンから医術を学んだとはどこにも述べられていない。このことは、アポロンの知恵のなかにはもともと医術知が含まれていなかったからにほかならない。すなわち医術知は、オリンポス信仰のなかでは、神に本質的な知恵ではなく、また、人間に贈られるべき不可欠な知恵としても認められていなかったことを意味している。

アポロンの知恵のなかに、医術の知恵が含まれていなかったのは、何よりも神々自身が「不死なる存在」として、死の可能性と恐怖を免れていたことによると思われる。オリンポス信仰によれば、神々と人間たちとはその住処こそ異なっているが、「死」という一事を除けば、双方を隔てる決定的な違いはない。身体をもっていることはもちろん、さまざまな欲望や感情、思慮・分別についても、本来の性質は同じであり、両者の差は、もっぱら死という限界によって束の間の時しか生を享受し得ない人間の有限性に起因している。

オリンポス信仰の特徴は、その他のオリエント地方の信仰や後の自然哲学的宇宙観に見られたような、日月や星辰などの天体の運行と結びついた宗教観はほとんど見られず、徹頭徹尾、神々と人間の内面的な心理現象と結びついた世界像である。したがって、オリンポス信仰の内部には、自然学的な対象としての「身体」という観念は存在していなかった。そこでの身体は、さまざまな感情や欲望を担う主体としての身体であった。均整のとれた美しい肉体は神からの贈り物ではあったが、その反面、病める弱った身体は死すべき人間が自ら引き受けなければならない宿命とみなされていた。

人間界の秩序は本来すべて、天上の神々の思し召しによるし、人間の経験する病気もその大半は心理的な次元で解釈されていたから、その癒しもまた、人々の心理を左右する神々の助けを借りて実現する。疫病のような集団の病いに関しては、予言者が招かれて、神意が問われ、その回答に応じて必要な祈りや犠牲が捧げられ、原因の除去が図られた。生理学的次元での医療観が誕生したのは、ギリシアでもヒポクラテス前後のことであった。

アスクレピオスの名声が最初に広まったのは、先のホメロスの作品中のマカオーンとポダレイリオスの二人が、外科医術との関連で述べられていることと無縁ではない。不死なる神々の場合、身体の損傷は翌日にはもと通りになっているから、神々が自分のために外科的な医術知を必要とする根拠はない。一方、人間においては、怪我による損傷は生命をも左右しかねない重大な問題である。実際、人間はそうした身体の損傷を癒す業の多くを動物から学んだと思われる。動物には、自然に適応するための知恵が自然に備わっている。病んだり怪我をしたりした動物が、かれらが普段は口にしないものをくわえたり、身体を自分で舐めたり、特殊な植物や鉱物に身体を押しつけたりするさまから、さらには、その他の偶然の機会から、人間は身体の損傷を癒す知恵を得たことを示している。

三　アスクレピオス神話とケイロン

さて、アスクレピオス神話によると、かれが医術の業を学んだのは、半人半獣のケンタウロス族の一人、ケイロンであった。神話のなかの動物が一般には粗野で残忍な性格と結びつけられているなかで、一人ケイロンだけは、半人半獣の怪物という動物的なイメージで語られながら、その性質は温厚であり、医術と薬草の知恵に優れていたとされている。この文脈には、医術の知識の由来と同時に、その知識や業の所有者に優れた人格性が求められていることが象徴的に述べられていると考えるべきであろう。

すなわち、第一に、医術知は人間における他の知恵とは本質的に異なる知恵であること。他の知恵が神からの贈り物であるのに対して、医術知は人間が動物や自らの体験からじかに学んだ経験知であること。ここには、神の完全な庇護のもとにいた人間が、神から自立しようとする志向が反映されているとも見えよう。しかしまた反面、この同じ知が神の目から見れば、人間の分をわきまえない危険な挑戦と映っていたことも読みとることができる。

第二に、半人半獣という像を通して、医術のもつ両義的性質が象徴的に示されている。医術はたとえ治療のためであろうと、人間の身体にメスや薬をもって侵襲を加えるという暴力的な部分を含んでいる。たとえ一時的にせよ、痛みや苦しみを与える業である。しかもこの業は、それに耐えた者に、つねに完全な回復が保証されているわけではないから、それを受けるものに大きな不安を与えずにはおかない。さらに、医術は、その業に無知なもの、未熟なものの手にかかれば、ただちに危険な刃物に変わることさえ少なくはない。したがって、医術には生と死の両面に通じる道具という両義的性質があると考えられていたのである。

もともと古代の神話のなかで、こうした怪物が姿を現すことはまれではない。たとえば、上半身が人で下半身がライオンの姿で、ピラミッドや神殿の入り口に守護者のように横たわっているエジプトのスフィンクス像は、われわれのよく知っている存在であろう。

スフィンクスは早くからギリシア神話のなかにも取り入れられ、その上半身は豊かな胸をした女性となり、下半身は馬や犬に変わっているが、いずれの場合にも、それらの存在は神話のなかでは両義的性格の象徴として現れているのである。エジプトにおけるスフィンクスは生と死とを同時に象徴しているが、ギリシアにおけるスフィンクスも人間に絶えず謎をかけ、それに応えられないものに死をもたらすことによって、人間たちに自らの知の不完全さを自覚させる、不思議な役割をもった存在として登場する。

ケイロンを通して学んだアスクレピオスの医術が、後にアスクレピオスを神格化させることになったにもかかわらず、その知の最初の所有者であるケイロンが神とされないままであったのは、半人半獣という両義的性格のために、神々の座にも人間の種族にも組み入れられることができなかったためであろう。オリンポス信仰はこの点から見ても、神々と人間の心情を介して形成される世界にのみ目を向け、その世界像に、心情とは無縁な自然の置き場所は用意されていなかったと思われる。

第三に、神話はアスクレピオスをアポロンの息子と位置づけることによって、医術知が神の知恵との連関、すなわち内面的な徳性と結びつけられる。医術知が神の委託によって人間に得させた自然知であるということは、一方でアポロンの知の拡大を示すとともに、他方ではその知に一定の条件をつけていることを意味している。オリンポス神話には神々の心の通わない自然というものは存在しない。そうした神から自立した自然についての思想は、ギリシア人が次第にオリエント地方から取り入れていったものであろう。医術知が人間の心情から自立した自然観の最初の出発点になったということは、ギリシアの最初の自然哲学者たちが同時に医師であったことからも証明できよう。しかし、そうした自然の知に対しても、ギリシアの神話的世界像は慎重にアポロンのはからいによる、人間の内面的な知恵と結びつけようとしているように見える。すなわちアポロンは、神の知にはない、医術知といういわば自然知の伝授を、性格が穏健で徳の高いケイロンに委ねたのである。そのことは、神話の作者となったギリシア人の人種的な知恵が暗黙のうちに、人間にもたらされるこの新しい業が、優れた人格的徳性と結ばれることによってはじめて人間の益になるし、そうでない場合にはかえって、危険な道具になることを予感していたからにほかならない。その危険とはたんに、人々の身体に害になる危険というだけではなく、もっと本質的には、神から贈られたものでない知は、その知の所有者に驕りをもたせ、ついには自らと種族とを滅ぼしかねないようなものと考えていたためであろう。ギリシア神話がわれわれに教える知恵は、人間が自らの力をたのむことによって生ずる、過剰な自尊心や思い上がり、ギリシア文化がもっとも恐れた人間のヒュブリス、すなわちわ傲慢を避け、人々が自らの限界をわきまえ、敬虔と節度をもって生きることであった。

むすび

これまでに見てきたように、ギリシア神話の枠組みのなかでは人間に不可欠な知恵が、(1)自然に適応するためのもの、(2)人間関係を調和するためのもの、という二つの側面から捉えられており、それらを一二神に巧みに配分することによって、宗教としての整合性を保とうとしていたと見ることができる。医術の知は、もしそれが人間が自然界に生きるために不可欠な知恵であるとすれば、神が人間に贈った知恵が不十分なものであったということになろう。さらに、医術の知は、もともと個人が自分一人が生きるための知恵ではなく、他者の生命に対する配慮に根ざしたものであり、人間関係の知恵に属している。ギリシア神話の世界観からすれば、そうした人間関係に関わる知恵こそ、神々の人間に対する絶えざる干渉を通して、神々からじかにもたらされるものなのであるから、医術知を神々に帰すことは最後までできないことだったのである。

ギリシア文明が古代社会の他の地域に先立って、地中海世界の他の文明と積極的に交流するにつれ、自らの世界観の相対化を可能にし、人間の経験的な知恵を、神々の権能から独立して考えるようになったことに対応して、ギリシア宗教は医術知を神話のなかに組み入れていかざるを得なくなったと考えられる。したがって、医術知の神話への取り込みは、伝統的な宗教観と、急速に発展したギリシアの経験主義的世界観との調和の産物として、ギリシア人の深層心理のなかで新たな物語性を生み出していったのであろう。医薬の知恵に長けた有徳の怪獣ケイロンの登場は、こうした背景を通して初めて理解されるであろう。ギリシア神話のなかに病人が登場することはそう多いわけではない。自然への適応に関して、身体に何ら強力な手段をも備えていない人間は、古代にあっては絶えざる災厄の危険に取り囲まれていたとは容易に想像することができる。しかし、古代ギリシア人の見るところでは人間の遭遇する災厄の多くは、自然の脅威によってもたらされるものというよりは、人々のうちにある過度の欲望や自尊心など、「死すべき人間」が己の限界を忘れ、節度を保つことができなかったために起こると考えられていた。人間一般の姿として、老いの哀れさや怪我による苦痛は描かれても、病気の個人の姿が生々しく描かれることが少ないのは、古代人が病気を人間生活における特異なことがらとはみなさず、ありふれた日常的なことであって、そこには物語性が見出されなかったためであると思われる。

神話のもつ物語性とは、人々が見慣れている世界を新しい視点で見直させるような心理的転換、非日常性、教訓性、象徴性が含まれていなければならない。そうした物語が人々の心を矯正し、身心を癒す効果をもつのは、優れた人物が辿る栄光と苦難のなかに、人間であることの高貴さと悲しみとを同時に追体験するところにある。そうしてみると、人間の存在そのものが本質的に両義性をもつものであり、その両義性に気付くことが癒されることにも通じるのであろう。

医術知の特性に迫ることによって始まったわれわれの神話解釈は、結局のところ、医術の関係者が医術の両義性を自覚することの重要性を示し、それらの要件が満されたときに真の知恵者になり得るとする、現代にも通じる示唆を手に入れたことになろう。

文化史から見た古代人の医療観（2）

——ギリシア詩人・哲学者の医療観——

はじめに

前稿はギリシア神話や悲劇作品を通して、人間が神々の定める掟に全面的に従っていた古代社会のなかで、ギリシアの英雄たちがどのようにして、医療・医術を人間の業として自覚するにいたったかを見てきた。本稿は、そうした神話時代に続くギリシア社会のなかで医術がどのように発展を遂げてきたか、またその過程のなかでどのような医師像が作り上げられてきたかを、ギリシア文化の歴史的展開との関連で辿ってみたい。

一　ホメロス時代

ギリシア最古の文献であるホメロスの作品から推定すると、ギリシアでは、紀元前一〇世紀頃にはすでに、医術が宗教から自立した「人間的な業」として認められていた。人間のさまざまな苦悩に対する癒しや慰めが、もっぱら宗教的な権威にゆだねられていた古代社会にあって、医術が、僧侶や祈祷師から独立した、専門的な職能として認められていったのは、人類の文化が新しい段階に入ったことを意味するであろう。古代ギリシア人にとって、記憶さるべき第一の歴史的出来事はトロイ戦争であった。全ギリシアの名だたる武将たちがこぞって出陣したこの戦いのなかに起こった数々の出来事、その一〇年に及ぶ戦いのなかで見せた武将たちの生きざまを伝えるホメロスの物語こそ、その後のギリシア人にとってまたとない人生の教科書になったものである。

そのホメロスの『イリアス』には、ギリシア本土からトロイに遠征した多くの武将に交じって、二人の兄弟医師が登場する。この二人の名はマカオーンとポダレイリオスで、ともに外科医ではあるが、ギリシア軍の遠征に際し自らも武将として、兵を満載した船ともども戦陣に加わったのである。『イリアス』のなかでは、かれらはアスクレピオスの息子と紹介されていて、ギリシア軍の副大将メネラオスが敵の矢で受けた傷を、父から習い覚えた見事な腕前で治療する場面が描かれている。

「全軍の総大将アガメムノンは弟のスパルタ王メネラオスの負傷を眼にすると、伝令使に向い一刻も早くマカオーンをここへ呼んできておくれ、あのアスクレピオスの息子の、申し分のない立派な医者を、と命ずる。……この神にも等しい武将（マカオーン）は……鋭い矢が喰い込んだ辺りを調べると、そこの血をすっかり抜きとり、痛みを止める薬草を、たしかな腕で塗りつけた。この業こそ、その昔、賢いほまれのケイロンが親愛こめて父（アスクレピオス）に授けたものだった」（『イリアス』第四歌）。

古代ギリシアの医神アスクレピオスについては、ここでは詳述を要しないであろう。ただ、この二人の兄弟は後のアスクレピオス信仰のなかで、とくに神格化されていないところからすると、ホメロスがここで「息子」

という言葉を用いているのは、かれらの出身地がアスクレピオスの故郷と同しテッサリア地方であったことから、「アスクレピオス医術の継承者」という象徴的な意味であったのかもしれない。いずれにせよわれわれは、この親子関係の記述から、『イリアス』の舞台となったトロイ戦争とアスクレピオスの登場とが、時代的にさほど隔たっていなかったことを知ることができる。したがってギリシアにおいて、医術が人々から独立した領域とみなされるようになったのは、トロイ戦争の一世紀ほど前のこととなろう。またその業はケイロンからアスクレピオスに伝授されたが、部分的には戦場での知恵としてアキレスに教えられたことになっている。ホメロスのなかでこうした系譜を示す箇所は次の場面である。アカイア勢（ギリシア側の兵士の総称）の戦況が悪化し、武将たちは次々にトロイ方の矢や剣に倒れ、すでに二人の従軍医師も自ら深傷を負っていたとき、アキレスの戦友パトロクロスが武将の一人ユウリユピロスに懇願されて傷口の手当をする。

ユウリユピロスは腿の辺りを矢に射られて戦場からびっこをひきひき抜けてきたが、……その傷口からは黒い血潮がどくどくわき出ていた。……パトロクロスよ、あなたは私を助けて腿からこの矢をえぐり出し、そこからまた黒い血潮をぬるま湯で洗ったうえ、よく効く痛み止めを塗り付けて下され。その業はあなたがアキレスから教わったもので、その方は半人半馬のうちでももっとも正義を守るケイロンにその術を習ったという噂ですから。というのも、医者はポダレイリオスとマカオーンの二人きりなのに、一人は手傷を負って陣屋のなかで、自分自身が立派な医者を必要としている有りさまなのだから。……それを聞くとパトロクロスは、自分にはそんな業はないと言いながらも、見るに見かねて……ユウリユピロスの腿から鋭く尖った矢をえぐり出し、そこから流れ出る黒血をぬるま湯で洗い清め、その上へ痛みを取り去る苦い草の根を、両手でよくもみつぶして擦りつけると、やがてその草の根が痛みをすっかり鎮め、傷口は乾き血も止まった(『イリアス』第一一歌)。

二　ギリシア社会と専門職としての医術

ギリシアにおいても、最初の医術は生活上のさまざまな作業や移動、戦闘などの際に人々が受けた怪我や傷の治療から始まったことは想像にかたくない。前五、四世紀頃のギリシアの皿に描かれた赤絵、すなわちアキレスが戦友パトロクロスの手に包帯を巻く姿は、古代初期のギリシア医術の様子を伝える貴重な記録といえるであろう。

もともとギリシア人は、かなり長い期間にわたって北方から少しずつ南下し、ギリシア本土と周辺の島々、地中海沿岸などに広く分布して住みついた民族で、部族ごとに気質や習俗に異なる点も少なくなかった。しかし言語の上では、いくつかの方言に分かれていたとはいえ、全種族に共通するかなり明確な音韻、文法体系をもっていた。当初かれらはとくに強い民族意識や国家意識をもたず、独自の性格をもつ都市を形成しながら、それぞれの居住地域に適応して生活し、周辺のアジアの国々のように、民族全体が集まってひとつの国家をつくるようなことはなかった。

やがて、かれらが各地に作った個性的な都市は、異民族との摩擦からくる衝突を回避もしくは防衛するために、そのままポリスと呼ばれる小単位の国家機能をもつ組織になっていった。ギリシア本土は北側からはいく筋もの小さな山脈が延びて全土を分断しているうえ、土地は全体として岩石を多く含み、アジアの国々のような広い沃土には恵まれていなかった。それに比して、地中海に面した南側の地方には港に適した沢山の入り江があったから、ギリシア人は早くから周辺の地方に活発に移動して植民地を作ったり、地中海を舞台に広い範囲にわたる通商交易を行った。そうした機会を通してギリシア人たちは、異なる風土や環境での生活経験、異国の生活や文化について多くの知識や情報を手に入れることができ、自国の文化を含め、各地の宗教、文化を外から眺め相対化することを学んでいったと思われる。

ペルシア戦争の記録を残し「歴史学の父」と呼ばれるようになった、小アジアのハリカルナッソス出身のヘロドトスは、エジプトをはじめアジア、アフリカ、ヨーロッパの三大大陸を旅し、それらの地方の古代文化をギリシアに伝え、地理書を書いたストラボンや旅行記のパウサニアスなどの著作は、古代ギリシア人の広範かつ旺盛な好奇心と行動の跡をとどめている。ヘロドトスは、旅先で見た各地の人々の生活風景とともに、それぞれの人々がどのように風土に適応しているかなど、健康状態の観察や病気への対応、死者の埋葬様式の観察などを通して、怪我や外傷に対する薬草の利用法や包帯術などにも触れている。そうした各地から集められた知識や経験の集積が後の「ヒポクラテス全集」に見られる治療術の確かな土台になっていったのであろう。

三　自然哲学派と医学の誕生

ヒポクラテスの生誕より一世紀ほど前から、イオニア地方には、自然哲学という形で新しい科学知への胎動が始まっていた。けれども、この自然哲学なるものについては、後世の著作家によって引用された断片的な文章からの解釈が主になっており、本当の正体はいまだによくわからないところが多い。自然哲学の最初の舞台となったのは、小アジアの地中海沿岸の都市イオニアで、ギリシア植民地のうちでもっとも早くから栄えた地方である。そこはヒポクラテスより四半世紀早く生まれているヘロドトスの出たハリカルナッソスにもほど近く、ヒポクラテスの故郷コス島をはじめ、コス派と並ぶ医術派の拠点があったクニドス半島、古くからのアスクレピオス神殿で有名なロドス島など、古代医術の中心地と同じ文化圏にあった。

そこはヘロドトスが、「イオニア人はわれわれの知るかぎり、全人類のうちで天候や季節のもっとも良いところにポリスを建設している」と書いているように、気象上の好条件も与かって、多くの人々が訪れ滞在する、交通、情報の要所でもあった。

イオニアを舞台に活躍した哲学者たちは、水、空気、火、数などが万物を形成している根源的な物質または原理であり、他のすべてのものはそれらの変化したものにほかならない、という説を唱えた。けれども、こうした主張が出てきた背景は、たとえば最初の哲学者タレスに関するエピソードとして知られているように、タレスが船の運行のために天文学を学んだり、エジプトでは幾何学を応用してピラミッドの高さを算出したりしたこと、さらにある年の気象からオリーヴの豊作を予想し、大量の絞り器を購入して大儲けをしたことなど、かれらの世俗的な経験も大いに関係していよう。こうした話からも推察されるように、商業貿易の中心地であったこの地方で起こった自然への関心は、何よりも人間生活の実用場面に即して考えられていったのである。

人間の身体についての知識も、病気やその原因の探求、治療法への関心がまず先にあり、後に健康な身体の、あるいは一般的に身体それ自体への関心が芽生えていったに違いない。それと同じように、自然についての探求も、衣食住に関わる人間生活の必要、とくに都市生活が発達していくにつれて、日常生活の安定を妨げるような自然的・社会的要因、たとえば気象上の激変や種族間の紛争、各種の疫病などに対する予防や対策が必要となる。やがてそれらの事柄に専門的に関わる人々によって関連する情報が整理され、合理的な推論がなされ、方法についての自覚や反省が生じてくる。したがって、自然とは何かという問は、まず自分の存在を包み、これと一体になっている環境世界に向けられ、やがて人間の思考が発達するにつれ、外側の環境への純粋な思考と、身体内部の働きに関する実際的な関心とが分かれ、それぞれの性質や相互関係が関心の対象になる。医術はその発端において自然哲学と関心をともにしながら、次第に一方の哲学派から分かれて身体についての知識の探求へと向かったものであろう。ヒポクラテスは、自然哲学から自らの立場を切り離した両者の視点の違いについて次のように述べている。

人間の自然性について、医術の領域から遠く隔たった話を聞き慣れている人にとっては、以下の私の話は聞くのに適当でないかもしれない。というのも私は、人間が空気であるなどとは決して言わないし、同様に火とも、水とも土とも、その他人間の体のなかにあっても明白ではないような、何かある別のものだとも言わないからである。これらのことは、むしろそう主張したい人に任せておけばよい。とはいうものの、そういうことを説く人々の考えは間違っているように私には思える。かれらはみんな考え方は同じなのに、言うことは同じではないからである（『人間の自然性について』）。

四　ヒポクラテス医学

医術が人間の外傷に対する外科的な対応から出発して、身体内部の生理現象に起因するさまざまな苦痛や不快、病いから、その原因を推定し、それらに対する有効な治療法の発見にいたる過程は、科学的考察が日常化した現代のわれわれの想像をはるかに超える困難な仕事であったに違いない。ヒポクラテスの『古来の医術について』は、医術者の許に少しずつ蓄積されていった臨床経験が、次第に理論的考察へと発展していく過程を見事に描いている点で、ヒポクラテス以前の医療史を辿るほとんど唯一の信頼に足りる文献でもある。

医術には、古くから備わるべきものはすべて備わっていた。原理も方法もすでに発見されていた。その方法によって、多くの優れた発見が長きにわたってなされてきたし、またこれからも新しい発見がなされるであろう。優れた才能のある人が、これまでに発見されたものをよく見極め、それを出発点として探求していくならばの話であるが。しかし、これらを投げ捨て、すべてをないがしろにし、新しく別の方法とか別の方式によって、探求を企てて、その結果何かひとかどのことを発見したと主張するならば、かれはすっかり誤った考えをもつことになる（『古来の医術について』）。

当時は、多くの臨床経験をもち、一定の拠点をもって活動していた医師の許に集まった治療者の集団が、それぞれの場所から周辺の地方へと巡回しながら医療を行っていたものと考えられている。古代文明のもっとも発達していた近東やエジプトの地方と、ギリシア文明と東方の接点にあった小アジアの地中海沿岸地方は、各地を移動する人々の交通の要所であり、多くの情報が集まる場所であった。そのため、それらの地域に、医術に関わる経験が蓄積され、ヒポクラテスの時代に入って、たんなる経験知を超える「科学としての医術」の誕生につながっていったのである。たとえばヒポクラテスの代表的な著作のひとつと考えられている『空気、水、場所』には、異なる自然環境とそこに住む人々の健康との関係が考察されているばかりではなく、比較人類学的な考察も少なからず見られ、自然哲学者やヘロドトスの観察などと同じ精神が脈打っているのを見ることができる。

アジアではすべてのものがヨーロッパよりずっと美しく大きく育ち、土地も他の地域と比べて耕作しやすく、住民の性質もやさしく穏やかである。そのわけは、各季節を通して気候がうまく調和しているためである。また専制君主の支配下にあるために、アジア人の気質は温和で戦闘的性格を欠いている。

二千五百年という長い歴史を経て今日まで、ヒポクラテスの文献が保持されてきた理由はどこにあるのだろうか。それは言うまでもなく、これらの書物に記された医術の実用的な価値だけではない。もしそうであれば、これらの書物は新しい技術的知恵によって簡単に追い越され、消し去られていたに違いないからである。むしろ古代以来、一貫してヒポクラテスへの崇敬の念が変わらずにいたのは、ヒポクラテスがはじめて医術知の意味と、あるべき医師像を全体的に提示し、医学の進路を明確にしたことによると思われる。ここでは、以上のような点から、「ヒポクラテス全集」に集められた文章のうち、コス派と他の学派との違いを示していると思われる箇所を引用しておくに止めておこう。

「クニドスの教本」と呼ばれるものを著した人たちは、個々の病気の患者がどんな症状を訴えているか、またいくつかの症例についてはそれがどんな経過を辿ったか、というところまでは正確に記述した。しかし、実際そういうことなら、個々の患者からどんな症状であるかをよく聞き取りさえすれば、医術の心得のないものでも正確に書き記せるであろう。一方、患者が告げないことで医師が付け加えて知っておくべき事柄については、それらの事柄が病気によって異なり、なかには診断を下す上での重要なことも含まれているにもかかわらず、かれらは多くのことを見過ごした（『急性病の摂生法について』）。

全体として見れば、コス学派の医療に対する考え方は、それぞれの症状に対して個々の治療法を考案することよりも、患者の状態の注意深い観察を通して、予後を的確に判断することに重点が置かれていたと思われる。この予後の判断こそ医師にのみ可能な業であり、医術のもっとも大切な任務と考えていた。同じ文脈から、後世、ヒポクラテス医学について言われる「自然治癒力」の重視も、病勢を見極めて、患者の病勢の下降する転換点（ヒポクラテスの言葉では「分利」）へと導くことを主眼にした結果であろう。病気は体内要素間の不調和によって生じると考えられていたから、人体に本性的に備わる調整の働きがうまく作用するように、患者の状況の改善を援助することが医師に固有の役割であるという立場である。

外科医術に関しては治療されるべき事柄があらかじめわかっており、多くは外部から患部に直接に処置を加えることができる。しかし、身体内部に原因をもつ病気に関しては、身体内部の構造と、病気を引き起こす原因についての正しい知識がなくてはならないことはもちろん、個々の患者の体質や生活環境や生きざまも関係する。したがって、一人一人の患者の病状に的確に対応するためには、実にたくさんの知識と経験、さらにはそれらから引き出された判断力や知恵が必要である。

しかし、それらすべてを備えることは一人の医師のよくなしうることではない。優れた資質と勤勉さに加えて、医師に謙虚さが要求されるのはそのためである。『医師の本分について』『品位について』『医師の心得』にこうした医師についての忠告や戒めの言葉が数多く見られるのも、コス派の掲げる医師像がいたって高い理想に支えられていたことを物語っている。『箴言』の冒頭の有名な一節も、そのような戒めとして後世に生き続けてきたものに違いない。

人生は短く、医術の道のりは果てしない。機会は逸しやすく、さまざまな試みは不確かであり、的確な判断を下すことはいたって難しい（第一章第一節）。

以下ではむしろ、ヒポクラテス医学の意味を、これまで医学史のなかではあまり取り上げられることのなかった哲学者たちの見解を通して浮き彫りにしてみたい。というのも、プラトン、アリストテレスはまさしく、その後の歴史のなかで、本物の文化の審判者と考えられてきたからである。

五　哲学者たちの医術観

プラトンのヒポクラテス評

プラトンの著作中には、コスのヒポクラテスの名前が『プロタゴラス編』と『パイドロス編』とに何度か出てくるのみである。けれども医学に関するたとえは非常に多く用いられていて、そのほとんどの場合が、「多くの専門的な知識と、訓練された技術が要求されている独立した職業的領域」という意味である。一般にもっと生活に密着した、生きるために必要な身近な技術、たとえば兵士になるための技術、船乗りになる技術、靴を作る技術などは、さほど高度な知識を身につけなくとも訓練や経験を積み重ねていけば、自然に一人前の技術が身につくであろう。しかし医術の習得はそうはいかないとソクラテスは考えていたらしい。この分野は、経験と推論に加えて、適時・適切な技術的対応が必要である。人間の生活世界のなかには医術以外にも、高度な知識と技術を必要とする分野があるに違いないが、当時はまだそれらの分野は独立したひとつの領域を形成するほどには成長を遂げていなかったのである。

プラトンの対話編のなかで、主人公として登場するソクラテスが何度か引き合いに出しているものには、たとえば「弁論術」や「教養術」がある。弁論術は、自分の主張に耳を傾けさせるように、聴衆の心を動かすための術だから、政治家になるためには必須の技術である。教養術はさまざまな知識を広く習得することによって、広い社会的適応能力を涵養してくれるはずである。しかし、ソクラテスはそういう技術をちゃんとした専門的技術として認めようとしない。そして、それらの領域について批判をする際に、いわば確立された専門領域としての「医術」を、さらに医術を教える確かな教師としてコスのヒポクラテスを挙げるのである。曖昧なものに対してまことに手厳しい批判者であったソクラテスに、これだけ高く評価されていたことを見ても、医術が他のあらゆる知識分野に先立って、どれほど独立した専門領域とみなされていたかを知ることができよう。またそうした医術に対する評価が、ヒポクラテスによって確立したことも疑いない。

アリストテレスの医術観

さらに、プラトンの弟子の一人であり、少なくとも自然に関する知識の広さと深さにおいては、はるかに師を凌いでいるアリストテレスについてはどうであろうか。アリストテレスの著作で扱われる対象の範囲はいたって広く、分量も多いなかで、医術に関する記述や比喩は当然のことながら非常に多い。そこでも、医術は「健康の維持と病気の治療」という明確な役割によって独立した技術知として認められ、他の技術分野のモデルとされている。ただし、直接にヒポクラテスの名前が出てくるのは『政治学』の一箇所である。アリストテレスはそこで、「国家の大きさを考える際には、その国の国土の広さや住民の数の多さを基準に評価するべきではなく、自らの目的に対して最大の効果を上げるような力をもつ国こそ、最大の国家とみなすべきである」ことを主張するために、「身体は小さくとも、医師としての力量においては身体の大きい人に少しも引けを取ることはなかったという点で、ヒポクラテスが大医師と呼ばれている」(『政治学』第七巻第四章)というたとえを引いている。ここでのたとえは、ヒポクラテスの名声がいかに大きなものであったかを窺わせるのに十分であろう。アリストテレスが、医術をさまざまな技術知の領域でもっとも確かなものと認めていたことは、『政治学』の基本原理が医術をモデルに組み立てられていることからも明らかである。とくに当時のアテネには医師の資格認定制度があり、医師はその道の識者によって職務状況を審査されるという規則があった。アリストテレスはこうした制度を、国政にかかわる政治家にも適用するべきだと提唱して次のように書いている。

ちょうど医師が医師たちの間で執務報告審査を受けなければならないように、国政に関わる者も、同じ職業の人々から同様の審査を受けなければならない。……すなわち医師と呼ばれる者には、普通ただの治療医と大家の医師、さらに第三番目には医術についてただ教育を受けたにすぎない者とがあるが、これらただ教育を受けただけの者にも、その道の識者と同じように判断する権利が与えられているからである(『政治学』

第三巻第一一章)。

アリストテレスのここでの記述からも、医術はつねに専門技術に関するモデルとして位置づけられていたことがわかるが、医術の目的は観念的な健康ではなく、個々の患者の具体的な健康であることに触れて、『ニコマコス倫理学』には次のような記述がある。

医師が健康をこのような形で（観念的なものとして）健康そのものとして思いめぐらすことがないのは明らかな事実であり、医師は、人間の健康を、いや、むしろおそらくは、この人の健康を思いめぐらすものだからである（第一巻第六章)。

これまでに見たように、今日の言葉で言う「科学」「学問」——この場合には「業、テクネー」——がもともと人間の生活と無縁のところから生まれたものでないことはもちろんである。それどころか、いずれの業も生活のなかで最も有効に機能するように考え出されてでき上がったものである。それがいったん、ひとつの独自な領域を形成し始めると、そこからさらに方法的な自覚が生まれ、教育方法を伴う体系的な思考が芽生えてくる。学問としての哲学の誕生が、ソクラテス—プラトン—アリストテレスの系譜に遡るとすれば、哲学もまた医術をモデルとして、医術との対象領域の違いを自覚することから始まったといえよう。医の業が生活の知恵のなかでまっ先に学として出発したのは、医療・医術が最初に神々の庇護の下から自立し、人間の生命をおびやかす危機を自らの力で切り開かなければならないことを自覚したためであると思われる。したがって古代ギリシアの医療の歴史を振り返ることは、人間生活において出会う最大の難事でもある「病い」との対決を、他の国々や地方に先駆けて、人間自らの手で切り開こうとした努力の足跡を辿ることであり、それはまた人類の、自己の尊厳と自立への自覚の歴史を振り返ることでもある。

医術はヒポクラテスにおいて、他の業または学知のモデルとなり、ギリシアの文化全般の発達に大きな貢献をした。ギリシア文化を代表する医術知は、その実用的価値と相まってアレクサンドロス大王の手でヘレニズム各地に広められ、ヒポクラテスの死後一〇〇年から一五〇年くらいの間に、多くの医学派がその理論の成果を競い合うまでになった。その主たる舞台はギリシア本土からエジプトに、なかでも当時の新しく誕生した文化都市アレクサンドリアに引き継がれることになった。そこでの医術知は古典期のものより理論的には洗練され、精緻なものになったとはいえ、ヒポクラテスの著書に見られたみずみずしい探求の精神はいく分薄れてしまい、論争的な性格のものに変わっていったように思われる。われわれはこうした医術の歴史を通して、伝統から真に学ぶべきものが、たんなる理論的成果ではなく、医術に向けられた情熱の源、すなわち人間の尊厳と自立への自覚、さらにはそれらの上に育まれる謙遜であることを、あらためて思い返さざるを得ないであろう。

〔参考文献〕
ホメーロス、呉茂一訳「イーリアス」『ホメーロス』「世界文学全集」I　筑摩書房
ヒポクラテス、大槻マミ太郎訳『人間の自然性について』『古来の医術について』『空気・水・場所』、近藤均訳『急性病の摂生法について』、石渡隆司訳『箴言』「ヒポクラテス全集」エンタプライズ
アリストテレス、山本光雄訳『政治学』、加藤信朗訳『ニコマコス倫理学』「アリストテレス全集」岩波書店

文化史から見た古代人の医療観　(3)

――ローマ共和制時代の医療観――

はじめに

前稿までは古代ギリシア人の医療観を、神話や医学・文学・哲学の主要な文献を通して辿ってきた。われわれがそこで学んだことは、第一に、医術の発達は呪術的宗教観や原始的な自然観から、さらに神々への運命的な従属観から人々を脱皮させ、合理的な思考と人間の自立への自覚を促す役割を果たしてきたこと、第二に、ギリシアでは医術が早くから専門的な職業技術として認められていたが、その技術は自らの生存のためのものではなく、他者の病苦からの救済と健康の維持を目的とすることから、医師にはとくに優れた徳性が求められていたこと、第三に、古典ギリシア期には、医術は他の知的な分野に比して、目的・方法のもっとも確定したものとして、他の業のモデルとみなされていたこと、第四に、ヘレニズム期に入ると、医師たちの関心は微細な理論の考察に集中し、いくつかの学派に分かれて互いに権威を競い合う論争的な傾向が現れてきたこと、などであった。

今回取り上げる古代ローマの医療観は、古典期のギリシアの医療観よりはヘレニズム期の医療観との関わりが深い。通常、ローマ文化はギリシア文化の継承者として、いわゆる「ギリシア・ローマ文化」として連続的に考えられがちである。しかし実際には、ギリシア文化とローマ文化との間にはその生い立ちから見ても重要な違いがあった。古代社会を代表するそれら二つの文化圏の間に存在した根本的な違いが、端的に現れたのが双方の医療・医術に関する観点であったと言ってよい。ギリシア医術がローマに伝えられてから帝政中期までのローマの文人たちの著作のなかで、ギリシア医術観は総じて批判もしくは懐疑をもって扱われている。

本稿の意図は、そうしたローマ人のギリシア医術に対する反感を示す代表的な記述の紹介と、それらの反感が生じた歴史的、文化的背景を探ることにある。こうした考察を通して、一定の文化発達を遂げているところならどこにでも移植され得ると考えられがちな「進んだ医術」が、実はそれぞれの民族の文化的基盤と深く結ばれているという側面が明らかになると思われる。また、本論全体の目的が「古代医学史」にではなく、「古代文化に現れた医療観」に向けられていることから、ここで取り上げられる文献が、医学そのものに関する文献資料よりも歴史・哲学・文学などの領域から選ばれていることも理解されよう。

一　ローマ国家の生い立ちと初期の文化形成

古代ローマとは、ティベル川の周辺に居住していたラテン語を話すラティウムと呼ばれる小民族を母体とする都市国家が、わずか数世紀の間にイタリア半島全体を統合するまでに発展し、やがて地中海の覇権をめぐってカルタゴやギリシアとの戦いを繰り返し、ついには古代世界全体の支配者として築いたその巨大国家と、その歴史全体を意味している。またローマ時代とは、ギリシアやカルタゴに代わって地中海世界の覇権を握ったローマの政治的支配の時代を意味し、通常、初期共和制時代、後期共和制時代、帝政前期、帝政後期に分けられる。文化史的視点から見れば、ローマの発展には、北アフリカに軍事的拠点をもち将軍ハンニバルによって率いられた強国カルタゴとの三次にわたる戦争よりも、カルタゴと手を結んでローマとの長い戦いを続けたギリシアとの関係の方が重要であろう。

これまでに見たように、ギリシア民族は、小さな単位に分かれた部族がギリシア半島からエーゲ海諸島・小アジア・地中海沿岸、南イタリアの各地に分散して居住し、都市国家（ポリス）を形成し、周辺民族の文化を独自な仕方で吸収して、それぞれに自治独立の生活圏をつくり上げていた。前六世紀の末期にオリエント一帯を統一しアジア内陸の覇者であったペルシア帝国が、地中海の海上貿易の覇権をめぐってイオニア海沿岸のギリシア諸都市との対立を深め、やがて沿岸植民諸都市を援護した本土のアテネを盟主とするギリシア同盟軍とペルシア軍との全面戦争となった。ペルシア戦争は何回かの大規模な衝突の後、前四七九年に海軍力に秀でていたギリシア側の勝利で幕を閉じた。ギリシアは、ペルシア戦争とともに芽生えた民族意識の結集と、ペルシア戦争勝利以後のアテネの経済発展によって、地中海世界に大きな力をもつようになった。しかし、マケドニアのフィリッポス二世が、紀元前三三八年に、ギリシアの都市国家連合軍の盟主としての地位にあったアテネ（とテーベの連合軍）を破って全ギリシアの統一を成し遂げ、その後を継いだアレクサンダー大王によってヨーロッパからアジアにまたがる一大帝国が築かれた。この帝国はアレクサンダーの死とともに解体し、三王国に分割された。

ローマとカルタゴとの三次にわたるポエニ戦争が始まると、ギリシア本土を支配したマケドニア王国はカルタゴのハンニバル将軍側と手を結んだため、前二一五年から六十数年に及ぶローマとの長い戦いを余儀なくされることになった。前一四八年マケドニアはローマに敗れ、地中海の覇権は完全にローマ人の手に移ることになった。さらにその二年後にはローマの属国の地位に甘んじることとなった。ローマによるギリシアの征服時には、ギリシア文化は、言語や文学、また哲学や技術の上で、古代世界のなかでも群を抜いた高度な水準に達しており、その影響はヘレニズム世界に広く普及しつつあった。

ローマは、ギリシア諸都市に数世紀後れて誕生した都市国家で、短期間にイタリア半島の大半を統合する大国家に発展した。その過程で、ローマはもっぱらギリシアの先進都市の諸制度や文化をモデルとしながら自らの社会組織や言語を整えていった。したがって、ローマの社会や文化のいたる所にギリシア的な精神や文化の影響を見ることができるのは当然であろう。ギリシアで発達した優れた文化や技術は、ローマがギリシアに対して軍事的に勝利を収めた後も、ローマの知識人たちの憧憬の的であり、もっとも優れた教養として認められていた。古代ローマ文化の黄金期を代表する詩人ホラティウスは、ギリシア（実際にはギリシアを統一したマケドニア王国）に勝利を収めたローマが、精神文化の上でますますギリシアを範とするようになった様子を「征服されたギリシアはその猛き勝利者を征服し、その文化を粗野なラティウムに移入した」という有名な言葉で書き残している。貴族や知識階級の家庭では競って子弟をアテネに留学させるか、あるいはギリシア人教師を自宅に雇って、子弟にギリシア語とギリシア的教養を学ばせることが一般的な風潮となっていた。

しかし、ローマ人にとってどれほどギリシア文化が優れたものとして映っていたにせよ、そのすべてをそのまま受け入れることはできなかった。ギリシア文化のうちには、ローマの伝統的文化的土壌や生活感覚の上に容易に根を下ろすことのできない部分も少なくなかったからである。古代ギリシア文化を代表するもののうち、ローマ人が何よりもその摂取に大きな抵抗を感じた分野はギリシア医術であった。ローマ人のギリシア医術への抵抗感の背景には、両者の世界観の本質的な違いがあったと思われる。もともと農業を生活の基盤とし、家父長制的家族制度を中心とするローマ社会と、異邦の国々や民族と積極的に接触しながら、多くは貿易や通商で生活を営み、個人主義の発達したギリシア社会とでは、精神文化の質や価値尺度に違いがありすぎた。それにもかかわらず、多くのローマ人がギリシア文化に傾倒し、そこに自らが範とすべきモデルを見たのは、古典期以後のギリシアの精神文化の卓越性がまたたく間に地中海世界に広く知られていったことによる。

ところが、ローマ人にとってギリシア医術はそうした魅力のある精神文化のひとつとは見えなかった。医術は本来、実用的な領域に属しているし、すでにローマ人が自らの文化のなかに育んできたものでもある。実用の知は、それ自身に価値があるのではなく、より高い価値によって有用となるものであるから、そこではローマ人の伝統的な価値観が重要な意味をもつと考えたのである。結局のところ、ギリシア医術は本質的な意味では古代ローマ人にほとんど受け入れられなかったか、あるいは受け入れられたとしても文化の中心にではなく、ごく周縁的な文化領域に置かれていたといえるであろう。ローマ人のギリシア医学への懐疑は、前三世紀後半から二世紀中葉にかけて生きたカルタゴ戦争の将軍で、伝統的なローマ的精神の象徴としても名高かった大カトーによって引き金が引かれている。しかし、その懐疑は、その後のローマの代表的な著述家、すなわちラテン語の語源考の著者ヴァッロー、建築学のヴィトリヴィウス、雄弁をもって知られた政治家にして哲学者のキケロ、自然学のプリニウス、『医学論』の著者のケルススから歴史家のリビウスにいたるまで共通に見られる傾向である。そうした懐疑の背景となった主たる要因を考えていくために、われわれは問題を便宜上、（1）ローマの神話・宗教と自然観、（2）家父長制度と道徳原理、（3）ローマ人の身体観の三つに分けて考えてみることにする。

二　ローマの神話・宗教と生命的自然観

ローマ人の宗教は、一般に農業文化に固有の植物的な精霊信仰が背景をなしている。文明の発達に伴ってそれらの精霊たちは擬人化された神々に姿を変え、次第にギリシア神話に見られるような権力と結びついた神の観念が登場してくる。ローマ国家の成立過程を制度や思想の側面から分析したドイツの古典学者E・マイヤーによると、初期のローマには神話といわれるようなものは存在せず、国家を発展に導いた精神的指導者が神格化される傾向が強かった、と述べている。確かに、初期のローマ社会ではギリシアの神々やその神話、その後のキリスト教の神に比較されるような存在が信じられていなかったとはいえ、かれらが、自然や運命の前で人間がいかに無力なものであるか、また人間の生命がいかにはかないものであるかを感じなかったわけではない。

しかしイタリア地方の自然は、多くの山岳に囲まれたギリシアのものと比べて、豊かな植物や小動物に囲まれた田園的な条件を備えていた。したがって、初期のローマ人たちは、人間とその運命を司る神々や、そうした運命や自然に挑戦する英雄たちに救済を期待するよりも、身近な自然との間の生命的な交流のうちに、救いや慰めを見出していたものと思われる。この点では、太古の日本の八百万《やおよろず》の神々への信仰と一脈通ずるものがあるといえよう。

前一世紀中葉のローマ詩人オヴィディウスの『転身物語』は、ギリシアの主要な神話のことごとくを取り込み、これにローマの英雄物語や伝説を連続させて、それらを一大神話伝説絵巻に集大成した。この作品が後に「ギリシア・ローマ神話」として、双方を連続的な観念に結びつける源をつくったことは想像にかたくない。しかし、この作品中に展開されている詩的情景は、心理的葛藤を中心にしたギリシアの神話伝説とは明らかな違いがある。ここには、身のまわりの自然に息づく精霊たちと人間との繊細な交流が、初期ローマ人の自然観を映した物語性の濃い神話伝説を作り上げている。

天空や大自然と、そこに生命をもつ雷や稲妻、雲や雨、太陽とその光、風や輝く星の数々、大地や山や岩、海や大河、湖や小川、山野を駆け抜ける牡牛や鹿、さまざまな野獣たち、地上の生き物たちの間を交流する精霊や妖精、森や林を飾るさまざまな樹木、大空に舞う鳥、木々の間を飛び交う小鳥、野に咲く可憐な花、そうした多くの彩りによって織りなされた背景のなかで、人間たちのはかない生命の営みが繰り広げられる。権力を一手に握る王や猛々しい英雄たちの勲《いさおし》や壮烈な最期、不幸な妻や悲しみに沈む母、血気盛んな若者や若く美しく清らかな乙女、それらの自然や人間たちの間を自由に結びつけたり、切り離したりしながら、人々の許に恋や憎しみや怨恨や死を贈っては、人の世の喜怒哀楽を奏でている神々や女神たちの思惑が展開する。

こうした大きな宇宙空間と牧歌的で精妙な生き物たちの姿、たえず揺れ動いて心定まらぬ人間たちの心の世界、そうしたありとあらゆるものたちのそろった舞台のなかで繰り広げられる物語世界は、擬人化が強大な権力と結ばれがちであったギリシアの神話や伝説とは明らかな違いを見せている。太初の混沌から天地の分かれる世界誕生に始まり、ギリシアの主要な神話伝説とローマの英雄伝説が結びつけられ、ユリウス・カエサルの死とその神格化にいたるまでを物語化したオヴィディウスの『転身物語』には、かれのギリシア的教養とローマ的感性との結合が、また、ギリシア文化のローマ化の過程とその実態とが明らかにされているともいえる。ローマ人の自然観に関するもう一人の証人、『大自然誌』の著者プリニウスも、詩人のヴェルギリウスがゴキブリのような小動物にさえ細やかな注意を向けていたことを挙げ、それを誇らしげにローマ的感性の特徴と述べている。いずれにせよ、初期のローマにはギリシアで早くから社会に登場した職業的医師の姿は見られない。多くの人々の治癒への期待は、一般にはさまざまな霊たちとの素朴な交流に委ねられていたのである。やがてローマが農業社会から大都市へと急速にその性格を変えていくにつれて、ギリシアから輸入されたアスクレピオス信仰が人々の癒しへの願望の大半を引き受けることになったと思われる。

三 ローマの家父長制度と文人たちの医療観

初期共和制時代のローマ医療にとって、重要な意味を担ったもうひとつのものは、ローマ社会の道徳的基盤の維持に大きな役割を果たした「家父長制」(pater familias) であった。ローマの家族という概念には、家父長の支配下にあるいっさいのもの、たとえば、通常の家族のほかに奴隷、家畜、財産、なども含まれていた。家父長には、妻を含めた家族全員の生命・財産に対する法律上の無制限の支配権、すなわち「家父長権」(patria postestas) が、原理的には家族の生殺与奪の権利さえ含むものとして与えられていたのである。この権利はまた本来、家人の生命、財産を気遣うべき道義的責任でもあったから、家族の健康の維持管理は家父長の重要な仕事のひとつであった。学校も教会も知らなかった共同体にあって、ローマでは「家族」が社会の基本単位として、教育と道徳の唯一の基盤を提供していた。そのことは「ギリシア人は家に住んだがローマ人は家庭に暮らした」、またギリシアの格言「都市が人間を鍛える」に対してローマ人は「家庭が人をつくる」という言葉で対比されていることからも窺える。家族に対してそうした責任をもつ家父長たちは、したがって伝統的な医術について一通りの知識と技術を身につけることが必要だった。もちろん医術とはいっても、特別に高度なものではなく、多くは病気ごとに知られていた癒しの神霊たちに祈りを捧げるための祭儀と、農業社会のなかで育まれた経験的な健康術や養生法が中心であった。

大カトーとして知られているマルクス・ポルキウス・カトーは、カルタゴ戦争を勝利に導いた功労者として後のローマ人にもっとも著名な将軍であった。かれはまた同時にローマの家父長制を擁護し、自らその役割を立派に果たしたローマ的な人格者の象徴としても尊敬されていた。大カトーはまた『農業論』『起源論』などの著作を残した文人の一人でもあり、自著の随所に、伝統医術の実践経験を書き残してもいる。大カトーはそうした健康術を実践して、自ら多くの苦難のなかを生き抜いて85歳の生涯を文字どおり現役で通した。記録によるとローマにはじめて医師がやってきたのは前二一九年で、その後わずか二〇〜三〇年の間にギリシア医師たちへの不信が拡がっていった。カトーは自らの経験とその自信に照らしてギリシア医学の無用論・有害論を説き、ギリシア人医師のローマからの追放の先頭に立ったのである。

大カトーの時代から三世紀を隔てて活躍したプリニウスは、先に挙げた『大自然誌』のなかで、カトーの主張と行動に強い共感を示し、かれがギリシア人医師に嫌悪感を抱いた理由について次のような解説を加えている。「われわれはかれが（医術という）非常に有用なものを忌み嫌ったと言うべきなのだろうか。いや決してそうではない。それというのも、カトーは自分の医術によってかれ自身と妻の生命を高齢まで保たせたのだから。実はそれこそ私がいま述べている治療法にほかならないのである。……われわれの先祖たちが忌み嫌ったのは医薬の術ではなく、医者という商売であり、その主たる理由は、かれらの生命を救うということで暴利を貪る者たちへの報酬を払うことを認めなかっただけなのである」。さらに、プリニウスは紀元一世紀においてもなお、ローマ人がギリシア医術・医師への不信を抱いていたことを証言するかのように、カトーが息子に宛てた書簡の一部を引用している。「息子マルクスよ、お前は私の言葉を予言だと考えなければいけない。ギリシア人たちが学問と称するものを送ってくるときには、われわれの何もかもを腐敗させてしまう。とくに医者を送ってくるときには何よりも始末が悪い。かれらは自分たちの医術ですべての外国人を殺戮しようと試みる。しかも、われわれを信用させておいて、われわれを容易に破滅させるためにだ。その上そういうことをする際にも報酬を取るのである。……私はお前が医者どもとかかわり合いをもつことを禁ずる」。

プリニウスの『大自然誌』は、およそ自然的存在とそれに関連した出来事を、当時のあらゆる文献資料に当たったばかりでなく、自らの細やかな観察や調査の結果を集成した自然に関する大百科事典である。ちなみにこの書の第二〇巻から三〇巻までは、身近な植物や動物を原料とする多くの薬剤についての紹介に当てられている。したがって『大自然誌』にはギリシアの医学文献からの引用や紹介も多く、ギリシア医術に対する評価も決して低いものではない。それどころかギリシアに比してローマの医術研究が遅れていることも十分に承知していた。「われわれ真面目なローマ人がまだ熟達していない技術は医術だけである。それがひどく有益なものであるのに、われわれの市民のうちそれについて具体的に書き記している人はごくわずかしかいない。そのわずかな人たちでさえ、追放されたギリシア人についていった人たちなのだ」。プリニウスは自らを大カトーによって代表されるローマの家父長的医術の伝統の継承者と位置づけ、ローマ社会がギリシア医術から積極的に学ぼうとしなかった理由としておおよそ次の三点を挙げる。

(1)医学者たちの勧める医術はたえず新しいものに変えられ、少し前まで有効だとされたものがすぐに陳腐なものとなり、新しい治療法に変えられている。

(2)医師の治療行為は、その成功によって報酬を得るのではなく、どのような行為に対しても報酬を要求する。

(3)人々が自分たちの健康の維持を医師に委ねることが一般化すれば、人々は快楽以外に自分の身体や生活に関心をもたなくなり、自己に責任をもつ個人の道徳が危うくされる。

こうした大カトーに始まる文人たちの、ギリシア文化の影響に対する危惧は、帝政時代に入ってローマ社会の本質的な病弊となって現れ始める。先のマイヤー教授はこの間の様子を次のように述べている。「ローマの支配権の急激な拡大に国内の精神的発展はついていけなかった。大きく見ればまだ素朴で、農民色の圧倒的なこの国のごく簡素な生活が、とりわけ都会色がいちじるしく、高度に洗練された複雑な文化世界のまったく異質な生活水準にいきなり引き込まれたのである」「東方世界からの精神文化の流入とかれらとの接触や交流が、ローマに深刻な作用を及ぼさずにはいられなかった。教養を求める支配層にはギリシアの教養と哲学が働きかけた。だが、それらの中心はすでに、個々人に呼びかける個人哲学になっていた。このまったく異質な個人主義的世界観は、家族や国家に根ざすローマの思想との全面的衝突を免れることができず、古来の厳格な家族の絆は緩み、堅牢なローマ古来の国家意識は危うくなっていった。……ローマ人の性格は、あらゆる生活の分野に現れる冷静で生真面目な実質本意の態度に貫かれていた。感情や夢想の過多はローマ人の心底から嫌うところであり、そのような生はまともな男の態度ではないと考えられた。……（ギリシアではそれなりの評価を得ていた）術策や狡猾はローマの徳のなかには入っていなかったのである」。

四　健全な精神は健全な身体に宿るか？

さて、われわれは本稿の最後に、ローマ人の心身関係に関する見解を、西欧から輸入された多くの格言のうちでも、日本人にももっともよく知られている「健全な精神は健全な身体に宿る」という言葉を手がかりに考察してみたい。というのもこの言葉のそもそもの意味は、およそ一般に理解されているような「健康な身体には自ずと健全な精神が伴う」とか「健全な身体が与えられてはじめて健全な精神が生まれる」という心身の平衡ないし調和関係を述べたものではない。それどころかこの言葉は、心身の並行的な対応に強い疑問を投げかけた文句にほかならないのである。この言葉の出典は、一世紀後半から二世紀にかけて活躍したローマの詩人ユヴェナーリスの、一六巻からなる『風刺詩』の第一〇巻の部分である。以下にこの言葉の出てくる前後の箇所を少し私訳してみよう。「もしあなたが神々に何かを願うのであれば、神殿に白豚の内臓を献げて次のように祈らなければならない。すなわち、健康な精神が健康な身体にありますようにと。つまり、死をも恐れない強い精神、生涯の最期の時をも、自然の贈り物のひとつとして受け止め、どんな苦労にも耐えられ、怒りに無縁で、何も欲しがらず、愛欲や宴席やサルダナパルス（豪華な暮らしで知られた古代アッシリアの王）の背布団よりも、ヘラクレスの艱難の方をより好ましいと思えるような精神がもてますように、と祈らなければならない」。この文章の本来の意味を、ここに引用できなかった部分も含めて解説すれば、「そもそも人は自分の力で実現できないことを、神に祈ることによって可能にしようなどと考えることは愚かである。神は所詮、われわれ自身が自分にとってよいと思われることをわれわれになさせるのではなく、神自身がよいと思われることをさせるのだから。したがって、もし人が神に何かを祈ることに意味があるとすれば、それは、自分がどんな苦難にも耐えられるように強靱な精神がもてるようにと願うこと、すなわち、自分の健康な身体を意志の道具として役立たせるような精神の強化を願うことでしかない」ということになる。ここでは身体の価値はほとんど問題とならず、たんに強靱な意志を担うためのものでしかないのである。ストア哲学の流れを汲んでいたユヴェナーリスのこの主張には、身体そのものに美や調和を見たギリシア的身体観とは異質な、禁欲的で精神主義的な思想が強く現れているのを見ることができるであろう。すでに見たように、古代ギリシアにおいて医術を発達させてきたものは合理的な自然観であって、そこでは身体がすべての人間に共通の自然法則に支配されるものとして客観的対象とみなされていた。人間の身体は全体的調和を宿している宇宙的自然の一部か、もしくはそれとの連続的な関係にあるとみなされ、その調和の保たれている状態が健康、その乱れが病気であると考えられていた。それに対して古代ローマでは、もともと、身体から独立した精神については考えられていたが、精神から独立した身体という考え方が希薄であった。古代ローマ人が国家や家族から離れた個人というものを認めなかったことと同様に、精神から離れた身体という観念はその存在の本質の欠如を意味するものでしかなかった。いずれにしてもギリシア医術に対するローマ人の懐疑的態度のもっとも根深い原因は、本稿で見てきたような、ローマ人の自然や身体に対する眼差しが、ギリシア人のものと本質的な部分で相違していたということに起因していたと思われる。

むすび

ローマ思想の原形ともいうべきカトーの生活哲学の伝統はヴァッローからケルススへと受け継がれ、ローマの文人のなかに一種の「生活百科全書派」ともいうべき流れを作り上げていった。しかし、プリニウスが述べていたように、紀元一世紀までは生粋のローマ人のなかで医学研究に専念した人はほとんどいなかった。また、ローマ時代に書かれた医学書はすべて、ギリシア人もしくはギリシア系医師の手でギリシア語で書かれたものである。古典期にローマ人の手でラテン語で書かれ現在まで伝わっているほとんど唯一の医学書はケルススの『医学論』である。そのケルススも先に述べたように職業的な医師ではなく、百科全書派的な文筆家の一人で、『哲学論』『政治学』『修辞学』『農業論』『軍事論』の六巻からなるシリーズのひとつとしてこの『医学論』を書いたといわれている。ケルススは本書の序論で医術の歴史を概説しながら、病気が発生したのは文明の発達に伴ってできた人間の不自然な生活様式によること、またそうした生活習慣は最初にギリシアに生じ、次いでローマにもたらされたこと、さらに医術の必要もまたそうした状況のなかで生まれたとして、暗にギリシア文明への批判を付け加えることを忘れていない。ギリシア人が病気を人間存在にとって避け得ない運命的な条件と考えていたのに対して、ローマ人は人間が自然への従属から自立した独自の生活を営むことに伴って発生した、自立の代償であると見ていたのである。とはいえ、ケルススの『医学論』は、これまでの文人たちの医術に関する記載と比べてはるかに高度な内容になっていて、われわれはこれが医師ではなく文人の筆になったものであることに驚かされる。そこでは自分たちの経験や観察事実と違っていないかぎり、ヒポクラテスをはじめとするギリシアの医術がふんだんに紹介され、それに対する高い評価も加えられている。二世紀に書かれたこの書物は、ローマの社会がギリシア医術に対して一定の文化的位置を与え、ようやくギリシア医術のローマへの移植に道が開かれてきたことを示している。そうした二世紀以降の医術観、また、公共の上下水道や浴場設備など、国家や軍隊の手で進められた先進的衛生思想についての考察は次回に譲ることにしよう。

〔参考文献〕

E・マイヤー、鈴木一州訳『ローマ人の国家と国家思想』岩波書店
プリニウス、中野定雄他訳『プリニウスの博物誌』雄山閣

文化史から見た古代人の医療観（4）

――ローマ帝政期の医療観――

はじめに

共和制時代の文人たちは、ギリシア医学に対して概ね懐疑的もしくは否定的見解をもっていた。その懐疑派の代表者としては、まず第一に前章でも紹介した大カトーが挙げられる。大カトーの、ギリシアの学問とくに医術に対する見解は、常識的な道徳観と幅広い学識で後世に大きな影響を残したプルタークの『英雄伝』のなかのカトー編にもかなり詳細に記されている。ローマ時代に、ギリシア医学の伝統が曲がりなりにも継続して発展していたのは、イタリア半島内ではなく、かつてのヘレニズム諸都市で、その後にローマの属領となったエジプトのアレキサンドリア、小アジアのスミルナやペルガモンなどの地中海沿岸諸都市であった。それらの諸都市では医師の養成がなされていたとはいえ、多くは私的な形であり、共和制時代には本格的な公的医師養成機関は存在しなかったと思われる。ただし当時の医学は理論の上では、ストア派、エピクロス派、アカデメイア派、逍遙学派など、当代の代表的な哲学諸派の自然学理論と密接に結びついていた。いずれにしても、ローマの域内でギリシア医学や医師に対する理解が多少とも進んだと思われるのは、前一世紀の後半に入ってからである。今回は、ギリシアとは異なる歩みを辿ったローマ医学・医術の、またローマ人の医術観の特徴を概観してみたい。

一　ローマ人によるギリシア医学の受容

ローマの保守的な市民たちの間に、医学の理論と医術の効用を最初に認めさせた人物は、黒海西南部ピュティニア出身のギリシア人医師、アスクレピアデース（前一二四―一〇〇中葉）であると考えられている。ローマにやってきたアスクレピアデースは、ある時たまたま埋葬所に運ばれる途中の貴人の葬列に出会った。彼は偶然のきっかけから、その貴人がまだ生きていることを知り、葬列を止めさせて治療に当たり、彼を回復させた。その噂はやがてローマ中に広まったが、このことがきっかけとなってローマ人たちは、次第にギリシア医学の優れた側面を認めるようになった。この話はケルススの『医学論』（第二巻）にも書かれている。そこから見てもローマ社会がギリシア人医師を受け入れる端緒をつくったこの出来事は、ローマ医学史にとって、たんなるエピソード以上に重要な意味をもっていたといえるであろう。アスクレピアデースはギリシア語で書かれた二〇巻の医学書を残したといわれるが、現存するのは、ケルスス、ガレノスなどに頻繁に引用もしくは紹介されている間接的な記事だけである。しかし、彼が、ヒポクラテス以来ギリシア医学の主流であった体液病理説に反対して、エピクロス派の原子論を医学に取り込んだことで、人体の各部位の諸作用が大幅に理論化さ

れ、医学理論の体系化が進んだことは疑いない。(1)

二　ケルススとギリシア医学

ケルススは『医学論』中でたびたびアスクレピアデースの学説を紹介している。ケルススの『医学論』はラテン語で書かれたほとんど唯一の体系的な医学書であり、帝政初期に、医師ではなく、ローマの文人の手によって書かれた著作である。われわれは本書から、共和制末期から帝政初期にかけてのローマの知識人の、医学・医術に対する理解がかなりの水準に達していたことを知ることができる。ケルススは『医学論』の序の冒頭で、医術の始まりから彼の時代までの医術の発展を簡潔に回顧している。そこでは病気が、深夜まで燈火の下で読書を続けるギリシアの学者たちの不健康な生活から始まり、やがてローマ人の間に広まったと書いている。また、『医学論』第一巻は、健康を維持するための養生訓に当てられ、そこには健康維持の基本的要件として、季節や年齢や体力に応じた食事、運動、入浴、睡眠などについての注意のほかに、精神を緊張から解放するものとして、散歩、観劇、スポーツの観戦、舟遊び、旅行なども勧められている。また、身近な治療法としてはマッサージの活用、食餌法、さらにワインなど、手近な食材の薬効について述べている。第三巻以降では、病気の種類やそれが発生する部位などがかなり専門的に論じられているが、ケルススはそこでも同時代の医術の基本的な見解と思われるものを、病気の分類、診断法、治療法という順に組織的に紹介している。医師の患者に対する対応の仕方などについては、ベッドに横たわる患者に対してどの位置に身をおくべきかとか、患者を休ませる場所と光との関係などについても細やかな注意を与えている（第三巻）。

本書の随所にはまた、医術に対する信頼と不信とに揺れる気持ちが覗いていることも、この時代のローマ人の医術観を映していると思われる、以下にその二、三の例を引用しておこう。「医術は推論的な術であり、多くの場合に期待に応えてくれはするが、時には欺くのがその特徴である」「希望は時には裏切られ、医者が最初に大丈夫だと言った者が死ぬこともある」「また治療のために考案されたものが、時にはなにか有害なものに変わることもある」（以上はいずれも第二巻）、「病気の回復には医術以上に幸運が関与する」（第七巻）、ケルススのこうした両義的な医術観は、共和制後期から帝政初期にかけてのローマの主要な文人たちの医術観を代表していると見ることができよう。

三　ホラティウスとキケロの医術観

次に、この時代の精神文化を象徴する二人の文人、キケロとホラティウスの作品から、病気や医学・医師に関する記述を拾ってみよう。ホラティウスの健康観には、ストア的な禁欲的節制を旨とする生活哲学と並んで、古くからのローマの伝統である呪術的な民間信仰への信頼が生きているのが窺える。たとえば「出産の苦しみを味わっている若い婦人が、日に三度ダイアナに助けを求めると、ダイアナが死の危険からその若い女性を取り戻す」（『賛歌』22・2）。それに対してまた別のところでは、「医師としての技量を身につけてもいないのに、あえて薬を処方しようとするような人がどこにいようか。専門家だけがその道の道具を使いこなせるのだ」（『書簡』1・144）と医師を専門職として位置づけている。また「偶然のためにか、医者によるのか、病気の子供がその危機を脱するや否や……」（『風刺詩』第二巻）と揺らいだ評価が覗いている。

ローマ人は一般には、強い感覚刺激を求める快楽主義的な傾向をもっていたと考えられているが、頽廃的な傾向を強めた帝政時代の一時期を除けば、多くの市民、とくに伝統的な貴族階層の人々は、決して貪欲な快楽の追求に明け暮れていたわけではない。大部分の文人たちの気質から言えば、むしろ禁欲主義的な風潮の方が強かった。なかでも簡素な食事で満足し、それを健康の重要な要件のひとつと考える風潮は強かった。食事の摂生を旨とするそうした思想は、ローマの文人たちの著作の随所に見られる特徴である。ホラティウスは『風刺詩』の第二巻の「贅沢と質素」と題された章のある箇所で次のように書いている。「だから、質素な生活がどんな種類のものであり、どれほど大きな利益があるかということを知るがよい。まず第一は健康だ。なぜなら、さきに簡単な食事が胃の腑におちついたことなど思い出すなら、色とりどりの饗宴は、人の身体を損なうということを銘記するがよい」(『風刺詩』)。キケロもまた、節制を重んじた時代精神の一面をよく映している。ある時、下痢に苦しんだキケロは、友人のガルルスに宛てた書簡(『親しい者たちへの書簡集』94)で、その折の状況や原因について、次のように述べている。「少し前に腸を痛めてすでに十日になる。……わたしは何によらず病気を警戒してきたが、……もともとわたしはこの下痢を恐れていたのだ。しかし、幸い土地を変え、心の緊張をゆるめてみると、面倒になってきていた病気もさすがに治まってくる様子でほっとしている。それにしても、なぜわたしがこんな病いに冒されたかと、あなたは不思議に思われるかもしれないが、どうもそれは、食事も簡素にするようにと勧めていたと思える例の奢侈禁止令が、かえってわたしを誤らせたらしい。というのは、しゃれた生活を愛する人たちは、あなたもその一人だが、あの法律には触れない土地から生ずる素材に、高価なあしらいを与えて、茸や、香りのよい草などあらゆる草本疏菜に極上の味付けをするようになったからだが、そのため、わたしもレントゥルスの家で、彼が占兆官として催した晩餐の席で、そのような食事をとる羽目になって、ひどい下痢にとりつかれ、やっと今日それが止まるようになった次第なのだ。わたしは元来、牡蠣やボラなど贅沢なものがなくても平気な人間だが、それがこともあろうにふだん草や冬葵にやられるとは……」（『親しい者たちへの書簡』26）。

四　古代ローマにおける医師の身分

一般に、古代ローマのすべての時期を通して、医師の社会的身分は決して高いものではなかった。帝政中期頃までは、医師の多くは市民権をもたない、解放奴隷の身分しか与えられていない者か、周辺諸都市からやってきたお雇い医師であった。たとえば、ヴェルギリウス（前七〇―一九）の『アエネーアス』には、手傷を負ったアエネーアスの治療にあたるイアーピュクスについて、次のような解説をしているくだりがある。「イアーピュクスは絶望と見られた父なる英雄（アエネーアスのこと）の、死の運命を退けるために、進んで薬草の効と医療の適用を吟味しながら、あえて身を卑しい医者の位置におき……」（『アエネーアス』第一二巻395―398）。これをギリシアのホメロスの『イリアス』の中で、ほとんど同じような条件のもとに登場する医師、マカオーンに対して「神にも等しい」と形容していることを想い出せば、ギリシアとローマの医師の立場の違いは明らかであろう。ここにはローマの共和制時代の医師に対する社会的評価が映し出されているのである。

ところで、世間の医師に対する反応にも社会的な階層ごとにかなりの違いがあった。身分の高い医師は自分たちを雇うことのできる富裕な階層の市民の治療に従事したが、大多数の無名の医師は患者たちの集まっている場所に出向いて治療に当たった。彼らの多くは解放奴隷で、生きるために、各地にあった私的な医師の養成所で多少の経験を積んではいたが、十分な技量も知識も身につけていない者も少なくなかった。帝政期に入ると、そこで学んだ医師たちが一様に世間の尊敬を受けるような、基盤のしっかりした医術教育機関もでき始めた。ローマにおける医師の地位の改善に尽くしたのはユリウス・カエサルであったといわれている。ローマ皇帝伝の著者スエトニウス（七〇―一二〇頃）によると、カエサルは医術の役割を高く評価し、人々が医師に頼れるように、ローマで医術を行うすべての医師に市民権を与えた。しかし、全体として見れば、ローマでは体系的全般的な視野が重視され、専門的知識・技能は、政治的な権力と結びつくことによってか、哲学的な教養の一部として認めらることによってしか、評価の対象になることはなかった。ギリシアの精神文化をギリシア人の目で冷静に見つめた文人プルタークは、『モラーリア』のなかで、「哲学者は医学と哲学との間に、領域を分けてはならない」として、哲学者が医学について学ぶことを勧めているが、それは自らの身体についての知識が、ソクラテス以来の哲学者の任務である「汝自身を知る」ことにとって不可欠であると考えられたからにすぎない。したがって、ローマにおける医術が、本当の意味でローマ社会に受け入れられるためには、ヒポクラテス以来の医学理論とギリシアの自然学のなかで育まれた身体観のすべてを、病気の分類や治療の理論に組み込んで、医学・医術を一大理論体系に築き上げたガレノスの登場と彼の医学思想のローマ世界への浸透を待たなければならなかった。

五　ローマの医師像と医療政策

ローマ時代の文献に見られる「医師」という言葉の意味にはかなりの幅があって、ギリシアにおけるような専門的な技術知とつねに結びついて用いられるわけではなく、呪術的、超越的な伝統、また時には政治的権力の手先といった観念と結びついていることも少なくなかった。たとえば、ヴェルギリウスやオヴィディウスでは、「医師」という名辞が一般に広い意味の「癒しの技能」の持ち主を意味しているし、プラウトゥス、キケロ、スエトニウス、ユヴェナーリスなどでは、内科的なものから外科的な領域まで含んだ、今日の医師という概念に近づいている。それに対してプリニウスでは、もっぱら傷を癒す人に対してだけこの言葉を用いようとしている。

タキトゥスの『年代記』第一二巻の六一には、皇帝クラウディウスがコス島の由緒を長々と物語り、島の住民に納税を免除する件について提案するところが書かれている。そこでの税免除の理由は、この島が、アスクレピオスの医術を受け入れ、ヒポクラテスによってそれを継承発展させたからだというのである。「この島のもっとも古い開拓者はアルゴスの人々である。やがてアスクレピオスの到来で、医術が島にもたらされ、この術はとりわけ、彼の子孫によって有名となる」という言葉には神話と結びついた形で、医術への敬意が込められている。

在位中にローマと属州の諸都市の整備に尽くしたアントニーヌス・ピウス帝の頃（在位一三八―一六一）になると、地方に医師を配置する制度が作られ、もっとも小さな町にも五名、大きなところには一〇名の医師が任命されていたが、それらの医師たちの税はほとんど免除されていたのである。また医師たちは、その専門知識が利用されて政治的陰謀に巻き込まれることも少なくなかった。タキトゥスには、ローマ皇帝に直接仕える宮廷医師たちが、自らの地位を保つために政治的な陰謀に加担して、病臥中の皇帝に毒を与え、死期を早めさせるのに協力した事例などがいくつか述べられている。たとえば、第一二巻の六七には、後の皇帝ネロの母親アグリッピーナが、夫の老皇帝クラウディウスに自らの数々の陰謀を知られたために、その罰を恐れたことと、自分の息子のネロを皇帝にしたいために、毒物調合の専門家である医師を使ってクラウディウスの毒殺を図った件が次のように述べられている。「アグリッピーナは共犯をすでに約束していた侍医のクセノポーンを呼びつける。彼はクラウディウスが食べ物を自然に吐瀉するのを手伝うと見せかけ、効き目の早い毒を塗った羽毛を皇帝の喉の奥に突っ込んだ。大それた罪には、はじめに危険が、やり遂げた後には褒美が伴うことを彼は知っていたのである」。

六　ローマの都市環境と衛生

ローマは地中海世界の制覇以後、次第に巨大都市として成長していったが、ローマ人は、土木建築の分野できわめて優れた能力を示し、ローマ市の都市整備をはじめ、植民地の建設や環境の整備にも遺憾なくその才能を発揮した。ローマ時代に各地に造られ、いまなお目にすることのできるローマ式浴場や水道建築の跡は、ローマ人が都市計画のなかにいかに公衆衛生的見地を採り入れていたかを明らかにしてくれる。とくにカエサル以後に本格的に始められた都市計画では、ローマだけでなく属州にいたるまで、最初から上下水道の施設が組み込まれていたという。それでもなお、帝政の初期までは国家の膨張とローマの都市部への人口の流入によって、ローマをはじめとする都市の環境は、不衛生状態に放置されていたところも少なくなく、何度かの疫病によって貧民層を中心に夥しい数の死者を出すことが続いた。とくにネロ皇帝（三七―六八、ただし皇帝在位は五四―六八）に帰せられている六四年のローマの大火の後は、政治的な地域を除く都市部の再生はいたって困難であった。植民地における都市の環境整備に優れた才能を発揮したローマ人が、肝心の母都市の整備に十分な能力を発揮できなかった大きな理由として、ローマにおける私的所有権の絶対的優位性を挙げることができよう。古くからの地主たちの利権のせめぎ合いがいつまでも続いて、公共の土地の取得が難しく、都市計画が軌道に乗らなかったのである。そのうちに、各地から流れ込んだ貧困層が、無秩序に放置されている土地に住み着いて、いよいよ環境の悪化に拍車をかけることになっていった。

七　ローマの水道と浴場

周知のようにローマの水道は、一般道路や橋と並んでローマの土木建築の水準の高さを示す格好の例に挙げられる。もともと、ローマの水道は東部の丘陵地を流れるアニエネ川から導水したもので、前四世紀に建築が始まった最古のアッピア水道に続いて、前三世紀初頭のアニオ・ヴェストル水道、前二世紀後半のマルティア水道へと発展した。そうした水道のうちもっとも命を長らえて使用に耐えたのは、ローマ時代に大量の水を浴場に運んでいたクラウディア水道で、この施設が、遙か後のルネッサンスを超えてバロック時代まで使われていたことはよく知られている。こうした水道による水の補給と浴場施設の充実が、ローマ社会の衛生保持にどれほど大きく貢献したかは、近代の公衆衛生学の視点からすればいたって明瞭であろう。ケルススの『医学論』のなかで、各種の病気治療に入浴が薦められているのは、ギリシアの医学書にない特徴のひとつであるが、それもこうした背景によってはじめて納得がいく。

また、遺体の埋葬も、都市の環境衛生にとっては重要な役割を担っていたであろう。『古代ローマ人と死』

の著者K・ホプキンスは、「疫病が流行した期間は死亡率が上がった。古代の何人かの著者は伝染病の流行、予測できない死の訪れ、すべての死者を迅速に埋葬することの難しさ、伝統的な葬儀が次第になおざりにされていく風潮、死体の放つ悪臭、死体による飲料水の汚染、それによる伝染病の一層の拡大、などについて生きした記録を残している」と書き、共和制末期のローマの医学水準の低さについて証言している。また、「紀元前一世紀におけるローマ市の人口の激増のために、有効な医術や公共の福祉に対する深い関心の欠如と相まって、ローマの貧民の生活状態が急速に悪化したということは容易に想像がつく。……死者に相応しい埋葬に高い価値をおく文化のなかに生きていた何万ものローマ市民が、合葬という人間性を失わせるような埋葬様式を受け入れたことは印象深い」と書いている。貧しいローマ市民たちは火葬のために高価な燃料費を支払うことができなかった。そのため、大量死には否応なく集団埋葬を行わざるを得なかったのである。

八　ローマの軍隊と治療院の発達

共和制時代のローマは、素朴な民族主義的思想に立脚した市民層によって伝統的で自律的な精神文化を育み、キケロやホラティウス、ヴェルギリウスやオヴィディウスなどの優れた文人や詩人が数多く輩出した黄金時代（前八〇―後一四）を現出させ、帝政期に入ってからは、ストア派の哲学者セネカ、博物学者のプリニウスや歴史家のタキトゥスなどを生んだ銀の時代（一四―一三八）へと続いた。しかし、前一世紀の間、絶えず引き続いていた内乱を収拾するためにとられた、近隣都市住民へのローマ市民権の付与政策は、市民層を急速に増大させることとなり、社会そのものの性格を変貌させずにはおかなかった。民族主義的で自律的な伝統文化は色あせて、軍隊と法に象徴されるローマ帝国の組織力による統治が文化の性格をも規定することになった。ローマにおける医術の評価と発展は、実はこうした国家による管理主義的な政策の流れと無関係ではない。すなわち、こと医術に関するかぎり、ローマの後世に誇るべき貢献は、帝政時代に、もっぱら軍隊の遠征に伴って各地に作られた治療所（valetudinaria）に端を発する医療組織にあるといってよいであろう。主要な街道のあちこちに残された夥しい数の碑文には、軍隊、なかんずく前線にも、ごく普通に医師が従軍していた証拠が示されている。若い軍医は従軍前に医術の教育を受けていたわけではなく、軍隊内部でその適性によって選ばれ、老練の従軍医師から教育されて医師として養成されていったと思われる。ローマの遠征地がイタリア半島から遠く外に広がっていくにつれて、前線の負傷兵たちを祖国に送還することが次第に困難になっていったため、前線からあまり遠くないところに傷病兵の治療所を建設し、一定数の医師をおいて治療に当たらせた。これらの治療所の建設に、ローマ人が水の補給や排水や浴場の施設など独自の衛生思想を適用したことは、ヨーロッパの各地に残る病院の跡地から推察することができる。その充実した施設はローマ軍の傷病兵に対する手厚い対応を窺わせる。また、こうした傷病者の看護の伝統はキリスト教の病人看護にも取り入れられ、中世の慈善病院に受け継がれていくこととなった。医学史家のシンガーは、四世紀にキリスト教信徒の婦人ファビオラによってローマに建設された、貧しい病人のための慈善施設の着想はローマの治療所に遡るし、また中世期に旅行者や巡礼者のために設けられた、数多くの「養護所」（spital）はローマ帝国の軍用道路に沿って設けられた休息所にまで遡ることができると書いている(2)。

九　ガレノスとその医学思想

われわれは最後に、古代世界の医学知を、ローマ的自然観、世界観と結びつけて壮大な体系に織り上げたガレノスについて触れておかなければならない。

ガレノスは明らかにヘレニズム時代の医学・哲学的伝統を代表している人物であり、その学識は医術知や技術をはるかに超えた広いものであり、ローマはようやく、ローマ人が待ち望んだ哲学知と結ばれた医学者をもつこととなったのである。かれは、アスクレピオス神殿の町として知られ、その伝統を受けてギリシア医学のひとつの継承地でもあった小アジアのペルガモンに生まれ、多くの哲学者のもとで初期教育を受け、父のもとで医術教育を受けた。解剖学や生理学研究の中心地であった小アジアのスミルナやエジプトのアレクサンドリアで医学研究に励んだ後、ローマの都にやってきた。かれの哲学的教養と医術上の学識はやがて人々の認めるところとなり、程なくして一定の名声を得た。その後ローマの五賢帝の一人であった名君マルクス・アウレリウスの侍医となり、皇帝の遠征にも随行した。しかし、アウレリウスの死後は不遇となり、ローマの大火で自らの著作の多くと蔵書を焼失したことによる失意も重なって、ローマを離れ生まれ故郷である小アジアのペルガモンに帰り晩年を過ごした。ガレノスの残存する著作は彼の死後、次第に評価を高め、その理論の概要は同じペルガモン出身の医学者で、後に皇帝ユリアヌスの友人にして侍医でもあったオリバシウスの注釈によって、ヒポクラテスと並ぶ医学の最高のテキストとされるようになった。ここでは、二〇世紀最高のガレノス研究者であったジーゲルに従って、ガレノスの健康観の一端を紹介しておくことにしたい。

ガレノスは、人間の身体には、体液の調和の上で基準となるような安定状態があり、その状態が健康と呼ばれ、この状態の乱れ、もしくは変異が異常として認識される、と考えていた。かれは身体的にも精神的にも、個人の体質によって若干の差違を認めてはいたが、基本的には病気を、体液の安定状態が大きく乱されている状態と考えている。同時にかれは、病気を遺伝的に継承されるような体質の変化まで引き起こすほどの力をもったものとは考えていなかった。診断や治療に関して彼が目標とするところは、健康の基準となるような人間の生理状態であるから、ガレノスの治療は、人間という種と、それぞれの個人に固有の型としてある、身体的・精神的な恒常性の観念に沿って行われることになる。「健康とはある種の調和である。あらゆる調和は二重の仕方で達成され、現れる。その第一のものは完成、すなわち真の調和にいたる仕方で、第二のものは、絶対的な完成からわずかながら逸脱するという仕方においてである。したがって、健康維持もまた二重の仕方での調和でなければならない。すなわち、一方は、正しく、望ましい絶対的な完成であり、他方はこうした状態からのわずかな逸脱である。ただし、その程度は動物的な機能を損なわない程度でなければならない」「病気が始まるときには、体質は、患者や患者を取り巻く環境の性質、年齢、習慣にしたがって治療法を探し出すのに役立つ。外部の環境は土地柄、季節、気候を反映している。こうした要因のすべてが、病気のただひとつの状況を作り出すのに関係している。したがって、身体的状態は、それらの原因のうちのひとつに数え入れられるべきではなく、それらの結果と見なされるべきなのである」。正常状態の理念的確定と、一定範囲での変化のうちに「健康」を見ようとするガレノスの健康観には、種と個との間の両面から捉えることによって、よりよく人間の本質を知ろうとする彼の哲学的な思考法がよく現れている。この思想はまた、大宇宙としての外なる世界と小宇宙としての内なる世界（人間）との対比としても語られていて、われわれはそこに、身体から精神に及ぶ人間の生命を一面的な枠組みのなかで規定するのを避けようとしたガレノスの世界観の一端を窺うことができるであろう。ガレノスのこうした医学理論は、ギリシア医学の洗練された知識、ストア派によって高度に精神化された自然観、さらに、個々の要素をひとつの全体に織りあげようとするローマの組織的・体系的精神の統合として、ギリシア的な専門の分化に立脚した知とは異なる、「医の知」の在り方の新しいモデルを提示しているというべきであろう。

むすび

これまで古代ギリシアとローマの社会や文化のなかで医学や医師がどのような役割と位置をもってきたかを見てきた。そうした歴史的考察を通して、われわれはいまや、医術がもともと自己の生存に直接関わる知恵という日常的次元を超えて、他者の生存を援助する術であるという点で、術としてはきわめて特殊な人間的な術であることを学んできた。また、医術は歴史的に見られるかぎり、直線的な発展の軌道を歩んだわけではなく、むしろ絶えざる揺らぎのなかにあることを特徴としているように思われるのである。すなわち、医学は一方では、無数の構成要素からなる身体を、一個の生きた有機体にまとめている生命の力という、身体内部の働きに還元できないある種の超越的原理を考察しなければならない。またそれとともに、医師はその具体的な使命として、目の前に横たわる個人の身体とその健康の保持に関わらなければならないのである。医学はそうした理念的イデア的性格と、現実に即した物理的化学的対応との、両面に渡る知と術とを一手に引き受けているのであるから、その本性からして、人間知のうちでもっとも包括的な分野であるとともに、不安定要因を免れることができない領域なのである。また医学は一方では、科学としての合理性を追求するとともに、他方では個人や集団の欲望や行動によって動かされる社会的・政治的領域とも深く関わっている。一方のギリシアにおいては医学は合理性の追求という側面が主流となって発展したのに対して、ローマにおいては政治的関心が強く前面に出ていたのである。医学の歴史は、まさしく心身の両面に渡る人間存在の時代的要求や矛盾を映し出しながら、人間の多岐にわたる活動を支え維持・発展させる上で重要な社会的・文化的役割を担ってきたといえるであろう。今日、サイエンスとアートという言葉で語られる、医学に期待される二つの顔は、その誕生以来、医学そのものの本質を形成してきたのである。したがって、医学は他の人文・社会科学にはもちろん、自然科学にも帰属し得ないものである。したがって医学にかかわる者は、ひとつの学問としても、またそれを実践する医師としても、ここに含まれる本性的な揺らぎに、独自の調和的安定を作り出す役目が課されているというべきであろう。

〔参考文献〕

キケロ、泉井久之助訳「世界文学体系」第67巻、筑摩書房
ホラティウス、鈴木一郎訳「世界文学体系」第67巻、筑摩書房
ヴェルギリウス、泉井久之助訳「ヴェルギリウス」『ヴェルギリウス／ルクレティウス』「世界古典文学全集」第21巻、筑摩書房
ケルススについては拙訳による

〔注〕

(1)アスクレピアデースという名は、一見アスクレピオスの神殿医療の舞台となった神域、すなわちアスクレピエイオンと、その医療集団に属する治療者アスクレピアデーンと間違えられがちであるし、実際わが国の翻訳書のなかにも、両者を混同しているものがあるが、ここでの言葉の類似は、両者の間のなんらかのつながりを意味するものではないと考えられているので、それらを

一緒にしないように注意が必要である。

(2)Charles Singer：From Magic to Science, Chapter 1

第Ⅱ部　医学の哲学は可能か

医学と哲学の統合と分離をめぐって

——ガレノスを中心に現代まで——

一　プロローグ——医療の原点に立つアスクレピオス

医神アスクレピオスの誕生まで

医療の歴史を辿っていくと、その源は、はるか原始時代の人類文化の薄明期に遡る。人間が最初に怪我や病気の治療に薬草や手近な道具を使用したのも、知恵というよりは、本能のうちに備わった一種の防衛機構に由来するものであったろう。

しかし、人類がそうした経験を蓄積していくにつれて、医療についても、個々人の経験から独立した知識が生まれ、次いでそれらの知識を集成し、実際場面で活用し得る技術が芽生える。こうして発生した医術は、他の諸々の知恵と同様に人々を感嘆させ、やがてその起源は神的なものに結びつけられる。

古代ギリシアでは、医術はまず、あらゆる知恵の象徴である神アポロンから授けられるものと考えられていた。しかし、この医術が他の知恵とはちがって、医術を実践する者とそれを受ける者との直接的な触れ合いによらなければならないことがわかってくるにつれて、医術と結びついた神も、アポロンからアスクレピオスに移ってくる。アスクレピオスは、もともとギリシアのテッサリア地方にその信仰の起源をもつ地上神で、古くから医術との関連が認められていたが、不死なる天上の神々のみを正統とするオリンポス宗教のなかでは、二次的な存在でしかなかった。

ホメロスもまた、オリンポス宗教擁護の立場から、アスクレピオスを、トロイ戦争に参加して傷ついた戦友たちの治療や看護に当たった二人の外科医の父として、英雄並みの扱いしかしていない。

しかし、ギリシアの古典期の文化が次第に成熟し、それにつれて神々の存在が、人々に親しみのある存在から威厳をもった者、罰を与えるものへと変貌していったのとは反対に、民衆は、幼い者、弱い者、病める者、老いたる者などにも優しく手を差しのべる神の存在を求めるようになった。前六世紀頃からの神話伝承のなかに、アスクレピオスがアポロンの息子として登場するようになったのも、そうした事情によると思われる。

アスクレピオスの蛇杖と神殿医療

アスクレピオスという名前は、もともと「優しさ」を表す〈エーピオス〉という語から出たものと考えられている。またその像は一般に、手に一匹の蛇の巻きついた杖（蛇杖）を携えた、ひげの老人の姿をとって描かれている。蛇は魔力をもつものとか、黄泉の国の支配者として恐れられていたから、そうした蛇を従えている姿は、アスクレピオスの権威が黄泉にまで及ぶことを示している。さらに杖は、病人の治療をしながら各地を遊行するこの神の恩恵の及ぶ範囲の広さを象徴している。ひげや老人の姿には、豊富な経験や権威が映し出されているのであろう。レリーフの上などでは、この神の姿が家族を伴って描かれていることも珍しくない。アスクレピオスの家族は、衛生術の象徴である娘のヒュギエイアをはじめ、それぞれ医術に関わりの深い概念の擬人化と見られる。

アスクレピオスに対する信仰は、ギリシアの科学が進むのとほぼ並行しながら、民衆の間に根深く広がっていった。前五世紀には、ほとんどギリシア全土にこの神を祠る神殿が建立された。医神アスクレピオスの誕生とその信仰の隆盛とは、もともと、病める民衆の回復への悲願を背景にしていたから、その神殿の周囲にはやがて、この神の加護を願う病者の群ができ、次いでこれらの患者たちを治療する場所が設けられることになった。

この神殿に集まってくる病人たちは、もとより一般の医師たちからは見放された人たちだった。しかし、アスクレピオスはまた、医術の始祖神として医師たちからも尊敬を集めていたから、かれらは、自分たちの治療技術を超えていると感じた患者を積極的に神殿に送り出したのかもしれない。

神殿医療に見られる医療の原点

この神殿でアスクレピオスの名のもとに行われた治療については、古代から多くの奇跡物語が伝えられている。そこにはもちろん、沢山の錯覚や誇張が含まれていることは容易に想像できる。しかし、ここで患者たちが受けていた医の本質に通ずる取り扱いは、今日でも注目に値しよう。次にその主要な点をかいつまんで紹介する。

第一に、アスクレピオスの神殿では、治療する者と治療を受ける者とが一種の倫理的共同体をなし、患者たちに対しても独特な倫理的生活が求められたが、治療に当たる者は自らその模範でなければならなかった。

第二に、この神殿で行われた治療で欠かすことのできなかったことは、聖寝所（アバトン）と呼ばれる聖なる場所で眠ることであったが、あらゆる点で清らかにしつらえられた場所での眠りは、回復力の残されている者には新たな活力を取り戻させ、力の尽きている者にはやすらいだ平安を与えていた。

第三に、患者たちは聖寝所で必ず夢を見た。その夢のなかにはつねに、アスクレピオス自身か、またはそれに代わる存在が現れて患者と会話を交わす。患者たちは、少なくとも夢のなかでこの神とじかに接し、自分たちの痛みを知ってもらえたということに深い満足を感じていた。

第四に、奇跡的に快癒した患者たちが献じた奉納碑には、傷跡の除去や頭髪の再生、迷子の探索といった願いの叶えられたことなどが記されている。そうした碑文から、アスクレピオスは患者を、その苦痛の内容によって区別したのではなく、どれほどの痛みを心の奥底にもっているかによって判断したことが窺える。

第五に、夢を通しての潜在願望の表出、生活規律の遵守、瞑想など、およそ心身の一体化に寄与するような方法が多数採用されている。

ホメロスの時代から紀元四世紀頃まで、民衆の間に根強い信仰を維持していた医神アスクレピオスが、その信仰の滅びた後まで医療のシンボルとして留まることができたのは、右に述べたように医の本質との深い結びつきを有していたからであろう。

われわれが医学と哲学との結びつきに関連してここに取り上げる、ヒポクラテスとガレノスの二人が、ともにコス島とペルガモンという、代表的なアスクレピオスの都から輩出したことも、医の本質にとってもきわめて示唆に富んでいるように思われてならない。

二　ガレノス医学体系の成立

ヒポクラテス医学の背景

古代社会において医療は一般に、哲学というよりは宗教や神話・伝承と密接な関係にあった。現代の文明社会と比べて想像もできないような厳しい自然環境のなかに置かれていた初期人類にとって、病気は他の自然の暴威と同様、多分に運命的なもの、超越的な力から直接に送り込まれるものと考えられていた。その結果、治療もそうした超越的な力に頼る呪術的方法が中心であった。しかし、すでにホメロスの作品では、医師は独立した職業を表す言葉として定着しており、かれらは人間の身体を熟知する専門的な職人として高い尊敬をかち得ていた。かれらの有する技能は先に述べた通り、神々からその職業上の祖である人に直接授けられたものとみなされていた。

そうした職業的技能としての医術は、主としてギルド的な集団のなかで、また優れた師のもとに集まる弟子たちの手を通して次第にひとつの知識体系へと統合され、やがてその中心地に徐々に文献や資料が蓄積されていったものと思われる。

実際、「ヒポクラテス全集」を少し丹念に繙いてみると、この著作集が、そこに述べられている個々の論述のレベルは別としても、人間の各種の疾病やその治療法についての膨大な経験に基づいて書かれていること、また、そこにはあらゆる独断を排した冷静客観的な観察態度が見られること、さらにまた、医術がいかなる宗教的神話的表象とも結びつけられず、もっぱら合理的方法をもって探求されていることなどにある種の驚きを禁じ得ないであろう。ここから察せられることは、ギリシアの医学がヒポクラテスの時代に、すでにアルカイックな呪術的傾向を脱して、高度に専門的な技術として成立していたという事実である。ヒポクラテスの著作を貫くこうした合理的精神には、おそらくかれの生まれ故郷であるコス島にも近い、小アジアの地中海沿岸を中心に活躍した前ソクラテス期の自然哲学者たちの、自然に対する探求態度が強く影響していると思われる。

もともと、いわゆるギリシアの自然哲学者たちの書き残した断片の多くは、医学との関連で書かれたものである。したがって、プラトンの著作に何度か引用されるほどに有力な医師でもあったヒポクラテスが、自然哲学の基礎的理論と無縁であったとは考えにくい。また、ヒポクラテスはギリシア全土にくまなく足を延ばして各地を観察し、旅行中、多くのソフィストたちと接触したことも知られている。ヒポクラテスの医学はそうしたかれの経験や知識や教養を素地として成立したものと考えるべきであろう。

さらにまた、ヒポクラテスの著作を貫く公平無私な精神は、この著作を読む者の心を知らず知らずのうちに浄化してくれよう。その背景には、古くからコス島に存在したアスクレピオスの医療集団の伝統が及んでいるとも思われる。けれども、その著作集はあくまで経験的な基盤に立つものであり、なんらかの哲学体系を意識したようなものではない。すなわち、「ヒポクラテス全集」はギリシア医術の長い経験を基とし、これを合理的に秩序づけることによって、疾病の原因や治療法の探求を目指したものなのである。したがって、ヒポクラテスの医学は、むしろ前ソクラテス期の自然哲学から神秘主義的傾向や哲学的仮説などを除去して、医学を哲学から独立させたものと言うべきであろう。

しかし、ヒポクラテスから六百年後に、自ら「ヒポクラテスの徒」と称し、古来ヒポクラテスに比肩すると見られてきた医学の巨匠ガレノスについては事情はまったく異なる。

ガレノスにおける医学と哲学の統合

ガレノスの医学理論――まだわれわれの眼に十分示されてはいないが――は、それまでのどの医学説よりも一層、体系的構成を示している。かれの著作の多くは、医学書であると同時に一種の哲学書としても読むことができる。すなわち、ガレノスの医学はたんに客観的事実を示すだけではなく、その事実をより包括的秩序のなかで問い直している。また著作全体を貫く強い倫理的色彩も、ガレノスの特徴と言えよう。しかし、反面ではまた、まさにガレノスの医学説のこうした哲学的傾向が、近世初頭以来、厳しい非難をあびせられてきた理由でもあった。

けれどもガレノスの医学は、近世の人々が非難するほど解剖学的基盤をもたないものではなかった。それどころか、ガレノスは、なにがしかの人体解剖とそれを補うための動物解剖を直接に行った、当時としては数少ない医学者の一人であろう。そうした証拠は、『解剖の手順』『身体各部の役割について』『自然の活力について』など、かれの主要な著作の随所に見出すことができる。

いずれにしても、ガレノス医学を特徴づけるものは、哲学との強い結びつきにあろう。ガレノスの医学理論の土台であるヒポクラテスを別にすれば、かれの医学の支柱は、第一にアリストテレス、次いでプラトン、第三にストア派の哲学であると言える。

ガレノスはこれらの哲学者の思想を医学のなかに取り込み、そのことによって、小宇宙としての人間の存在を、外なる大宇宙の原理と堅く結び合わせようとしている。そればかりか、ガレノスはプラトンとともに、人間の経験のなかできわめて重要な意味をもつ感情や気力や理性といった、いわば精神的な働きについても、医学理論との関連で説明しようと努めている。

ガレノス医学の七つの主要概念

われわれはこうしたガレノスの医学理論を概観するために、かれの思想の骨格となっている原理を七つに分け、それらに含まれる概念とその由来とを見ていくことにしよう。

1　元素。火、土、空気、水の四つからなる。万物がこれらの元素の混合によってできているという説は、ヒポクラテスの医学説の根本原理でもある。この説の最初の提唱者は、前ソクラテス期の自然哲学者エムペドクレスであった。ガレノスはヒポクラテスの医学説の基礎となっているこの四元素説成立の根拠を、アリストテレスの著作を通しても学んでいた。したがって、エムペドクレスがこれらの四元素の結合や分離を引き起こすものとして仮定した「愛」と「争い」という、元素の外にある力も、ガレノスの理論に影響を与えている。ガレノスの医学では、この四つの元素の調和と不調和が健康や病気の原因となることはもちろん、この混合の割合が欲求や感情などを含むいっさいの変化の根本にある原理と考えられている。

2　性質。冷、熱、乾、湿の四性質で、すべてのものはこれらの四性質の混合からなる。もとは、前ソクラテス期の自然哲学者アナクシメネスやアナクサゴラスに起源をもつ思想で、ガレノスはアリストテレスとストア学派からこの四性質の混合理論を学んだが、かれはこの理論の完成者をストア派のゼノンに帰している。

3　体液。血液、粘液、黄胆汁、黒胆汁の四体液からなり、ヒポクラテスの病理説の中心概念でもある。ガレノスの注釈者は、ときに四元素を第一実体、四体液を第二実体と呼んでいる。

4　三つの霊魂。第一の情念的霊魂は心臓に座をもつもので、われわれの感情や気力を身体との関連で説明したものである。第二の理性的霊魂の座は脳にあり、理性的役割を司り、第三の欲望的霊魂は、栄養摂取や生殖の働きをなし、その作用は肝臓に発している。ガレノスはこの思想をプラトンの『国家』や『ティマイオス』から汲みとっている。

5　精気（プネウマ）。後世がガレノスの医学理論の神髄と解したもので、生命の根源的な活動原理と考えられている。プネウマは、上述第四項の霊魂の働きと対応して三つに分けられる。第一の「生命精気」（ギ．pneuma zoticon, ラ．spiritus vitalis）は心臓で空気と血液から生じるが、次にこの生命精気が、怪網（ラ．rete mirabile）と呼ばれる血管網を通って脳内に入ると、そこで精製されて第二の「霊魂精気」（ギ．pneuma psychicon, ラ．spiritus animalis）となる。ただしこの怪網は、実際には人間の脳に存在しないものであり、ガレノスの解剖学上の大きな誤りのひとつとされている。第三の「自然精気」（ギ．pneuma physicon, ラ．spiritus naturalis）は体液と一緒になって肝臓に生じ、栄養、消化、生殖などの植物的機能の原動力となる。この説の源は、アレクサンドリア医学派を代表する前三世紀末のエラシストラトスであるが、ガレノスは、もともとこの説と密接な関係にあったデモクリトス流の原子論を排して、外部のものと内部のものとが一緒になった「精気」を考え出し、これを生命活動の第一原理とした。

6　能力（デュナミス）。生体に備わっている本性的能力で、前項のプネウマによってその活動が現実のもの（エネルゲイア）となり、さらに、それが生み出したものはエルゴンと呼ばれる。デュナミスは、生体のすべての部分に考えられるが、プネウマとの対応から基本的には三つに分けられる。すなわち、肝臓は自然的（植物的）能力を備え、脳には霊魂としての能力が宿り、心臓は生命的（動物的）能力をもつことになる。デュナミスの概念そのものは、アリストテレスの運動論の基になっているが、ガレノスはこれを生理学の基礎概念に取り入れた。

7 内在熱（エムピュトン・テルモン）。心臓に発生する熱は生体の各部に送られて、それぞれの器官の活動を維持するが、他面、この生得的に発生する熱は、呼吸を通して取り入れられる空気によって冷やされ、一定に保たれる。このように、なんらかの熱が生命現象に不可欠なものであるとする考えは、すでにヒポクラテスに見られる。しかしガレノスはこの概念を、直接にはアリストテレスの『動物発生論』からとっている。

ガレノス医学の折衷的性格とその理由

以上われわれが見てきたように、ガレノスの理論を構築している基本概念はきわめて多様である上に、それぞれの概念も必ずしも一義的でなく、それらの概念相互の区別も明確ではない。また、そうした概念はどこまでが先人のものであり、どこまでがガレノス独自のものであるかについても難しい問題が残されている。

ガレノスの理論がこうした、いささか折衷的な形をとるにいたった理由としては、二世紀のローマの学問的環境を考慮に入れねばなるまい。古典期のギリシア哲学が崩れて多様な学派へと分かれていったヘレニズムの思想的状況は、いよいよ収拾のつかぬまま、いわゆる第二ソフィスト時代の観を呈していた。

そうしたなかでガレノスは、医師としてはもっとも信頼するに足る師をヒポクラテスに見出し、哲学上では、ヒポクラテス医学をさらに敷衍させるために、もっとも矛盾の少ないアリストテレスの体系に拠った。さらに、ヘレニズム期の名残りをとどめていた当時の哲学は、自然の理論よりはむしろ、宗教や倫理的関心によって支えられていた。こうした影響を受けて、自然にガレノスの関心も、身体の治療に関してばかりでなく、魂の治癒にも向けられたのであろう。そのためガレノスは、早くから当時のローマの哲学の主流をなしていたストア派に親しむようになったが、やがて宮廷待医として哲人皇帝マルクス・アウレリウスに仕えるに及んで、いっそうストア派の哲学に惹かれていったものと思われる。

ガレノスの哲人医の理想

ガレノスが医師であるばかりでなく、一人の哲学者としても生きようとした形跡は、かれの小論文『もっとも優れた医師は哲学者でもあることについて』のなかに読みとることができる。

ガレノスはこの小論文のなかで、医師は誰よりもヒポクラテスを模範とすべきこと、そして理論的探求と徳の修得に努めるべきことを説いた後、次のように書いている。

「もし医師が、身体の本性や病気の種類や治療法を知るために理論的な考察を行うことが必要であり、またそうした研究につねに勤勉であり続けるために、富を軽蔑し、節制を重んじる必要があるとすれば、かれはすでに哲学の全分野、すなわち、ギリシア人が論理学と呼んでいる論証法にも、自然哲学と呼んでいる自然の事象についても、さらに倫理学と呼んでいる道徳上の智恵についても精通することになろう。……それゆえ、まず第一に医学を理解するために、次にそれを実践するために、哲学が医師にとって不可欠なものであるとするならば、およそ医師という名に値する人があらゆる点で哲学者でもあることに、もはや何の疑いがあろうか……。

そして、もし人が医学を正しく実践に移そうとするならば、かれに哲学が必要であることは論をまたない。それというのも、時としてわれわれは、医師というより毒殺者とでもいうべき輩が、金銭に対する強い欲望のために、医学を本来の目的に反して悪用するのを現に見ているからである」。

ここに訳出したガレノスの言葉のなかには、プラトンの哲人王の理想に共鳴し、また直接に哲人皇帝に親炙したガレノスが、自らを「哲人医」の理想に近づけようとした自負が窺えないであろうか。

いずれにせよ、近代の医学者たちがこぞって、医学の進歩を遅らせた張本人、実証性を欠いた独断的体系家とみなしてきたガレノスが、医学を哲学と結びつけることを自己の課題とした、歴史上数少ないスケールの大きな医学者であったことは評価されねばならないし、かれの医学理論そのものの研究も今後一段と重要性を増していくにちがいない。

三　ガレノス医学の解体とその舞台

コペルニクスと宇宙観の転換

すでにたびたび指摘されているように、一五四三年という年は西欧の科学の歴史にとって忘れることのできないきわめて重要な意味をもった年であった。それは、われわれがいまでも、なんらかのものの見方の決定的変化を表現するときに用いる、例の「コペルニクス的転回」というカントの言葉の元になった、ニコラス・コペルニクスの著書『天球の回転について』が出版された年なのである。

誰もが知っているように、コペルニクスは、それまでの、天球の中心に位置して静止した地球と、それをめぐって運動する諸天体からなるアリストテレス的宇宙観、さらには、プトレマイオスの天文学を根底から覆し、宇宙のより合理的な秩序を、太陽を中心とし、その周囲を円軌道に沿って回転する地球や惑星の齊一的な運動の系として説明したのである。

その際、コペルニクスの理論の支柱となった精神は、天体の運動をより容易に計算し得るものとするために、それをできるだけ均質的な円運動に還元すること、ならびに、新プラトン主義に由来する太陽への賛歌であった。僧籍にもついていたこのポーランド人の仕事は、その後、ケプラーやガリレオといった天才的で個性的な人物に受け継がれて、やがて近代物理学の出発点となった天文学の確固たる礎が創り上げられるのである。

以上のように、コペルニクスが近代科学史上に及ぼした輝かしい功績については、われわれはすでに熟知していると言ってよいであろう。しかし、「コペルニクスの転回」によって引き起こされた世界観の転換が、人間の心理の奥底にまで及ぼした根深い影響については、まだ十分知りつくしているとは言いがたい。少なくとも、ここで起った変化のひとつは、人間の視界を横切る諸々の存在が、それぞれの内部に独自の本性を宿した、目的論的に捉えられる存在ではなくて、等質空間のなかにたんなる相対的位置を与えられているだけで、もはや固有な価値をもたない無機的な世界、として描き出されたということであろう。こうした変化をわれわれは医学の上にも跡づけることができる。

ヴェサリウスの解剖学とその影響

コペルニクスの『天球の回転について』が出版されたのと同じ一五四三年には、医学史にとってはより一層重要な意味をもつ、アンドレアス・ヴェサリウスの『人体の構造について』が出版された。

少し年配の読者は、一九七〇年に大阪で開催された万国博覧会の折、ベルギー館にガラスケースで覆われた一冊の古色蒼然とした書籍が展示されていたのを記憶しているかもしれない。

この書物こそ、近代医学の出発点として医学史上にもっとも重要な足跡を残した、ヴェサリウスの右に挙げた著書の初版本であった。

今日から見ればいたって単純であるとはいえ、人体の骨格や筋肉の構造をきわめて整然と描いた木版画の図版を用いて、人体各部の位置や相互の関係をわかり易く説明したこの書物は、コペルニクスの著書と違って、一見なんら形而上学的意味を含んではいないように思われる。しかし、ここには系統的な解剖の方法といい、精密な描写といい、いずれも、従来の医学とはまったく違った冷静、客観的な観察という、人体に対する新しい態度が見られる。

この解剖図の正確な描写やその技法はたしかに並々ならぬ力量で、しばしば言われてきたようなティツィアーノとの関連は疑わしいとしても、それが、当代一流の画家の手になったものであることは想像にかたくない。ところで、ヴェサリウスの仕事は、一方ではこれまで高い権威として医学の上に君臨してきたガレノスの理論体系に依拠しつつも、他方ではその権威に屈することなく、ガレノスの解剖学上の知見の誤りを事実をもって示したものであった。医学生は今日でも、解剖学の教科書のなかに『人体の構造について』の扉絵の写真を見ることができよう。この絵はパドヴァ大学の講堂で、屍体のそばで貴人たちに講義をするヴェサリウス自身の姿を描いたもので、かれがまさに屍体という人体知識の源泉からじかに真理を汲みとっているという自負を表したものにほかならない。

結局のところ、ヴェサリウスの解剖学が医学に与えた影響には、コペルニクスが天文学の上に及ぼした影響と明らかな類比が見られる。すなわち、コペルニクスが宇宙の秩序を地球という中心から切り離して、太陽やその惑星のような外側に広がる対象と、その位置関係に見ようとしたのと同じように、ヴェサリウスは人体という小宇宙の秩序を、人間の眼で確かめられるそれぞれの臓器の形態や位置関係のなかで捉え直そうとしたのである。言い換えれば、自然の説明に関して、これまでの求心的、目的論的思考を排して、幾何学的、分析的なものへと変化させたのであり、これを医学的に見れば内科的視点から外科的視点への変化とも言えよう。

さらに、コペルニクスとヴェサリウスの二人は、両者がともに北イタリアのパドヴァやボローニャに学んだという共通点があることも見逃すことはできない。

中世の学問的伝統とボローニャ・パドヴァの両大学

中世のなかでも一三世紀以降の学問は、ヨーロッパ各地に設立された大学を中心に展開する。そして、その芽生えはすでに一二世紀にでき上りつつあった。けれども、一二世紀までの各都市の学問的特徴は、それらの都市に新しく芽生えたものというよりは、中世の長い期間を通して徐々にでき上った伝統の上に立つものであった。一二世紀に入ると、それらの諸都市の学統を慕ってヨーロッパ各地に移動する学生たちの間でおおむね評価が固定し、「人文学はパリで、法律はボローニャで、医学はサレルノで、魔術の学はトレドで」という決まり文句ができ上るまでになっていた。しかし、中世末期の医学の中心地は、やがてサレルノからモンペリエへと移っていき、さらに一四世紀に入るとボローニャとパドヴァへと移動する。ボローニャは周知のように中世の大学の起源となった町で、そこに誕生したボローニャ大学はまず法律の研究機関として発足し、ついで医学部が設けられた。

また、パトヴァは一二二二年にボローニャ大学の分校が置かれて急速に発展した小都市で、一二六〇年前後には、パドヴァ大学は母校のボローニャ大学と並ぶ独立した大学として知られるようになり、とくに医学の上で多くの優れた学者を輩出することになった。

　これらの両都市や大学が、にわかにヨーロッパの伝統的な学術都市と並ぶ権威をもつようになったのは、両大学が修道院付属学校以来の伝統を受け継ぐことなしに、比較的自由な空気に包まれていたこと、また医学の面ではいち早くイスラムの医学を摂取したことによる。ここでは、とくにキリスト教神学と直接に抵触しないかぎり、イスラムの学問を吸収することができた。

イスラム医学の摂取と東方への関心

ところで、イスラム医学の水準の高さを西欧世界に知らせたのは、十字軍遠征から帰還した兵士たちの証言であったが、こうした実際的な領域での疑いようのない事実は、やがて西欧の知識人たちの眼を東方へと向けさせることになった。

　イスラム世界との接触がもっとも深かったスペインでは、早くも一二世紀のはじめにイスラム文献を組織的にラテン語訳するための翻訳センターがトレドに開設されたが、西方イスラムの中心地コルドヴァへ直接出向くオリエンタリストも少なくはなかった。

　一二九一年に、キリスト教世界が、シリアにおける最後の拠点を失ったことによってはかなくも崩れ去った、アジアのキリスト教化という十字軍の理想は結局、東方文化の摂取という鬼子を生む結果になったのである。

　もともとイスラムの医学は、ギリシア各地やアレクサンドリアに生まれたギリシア医学を基礎とするもので、とくに、アリストテレスとガレノスの理論を主軸とするものであったが、中世期を通して西欧医学の水準をはるかに凌駕していた。比較的早くから西欧世界に紹介されたイスラムの医学者はラージー、アヴィセンナ（アラビア名はイヴン・シーナ）、アヴェロエス（アラビア名はイヴン・ルシュド）であったが、かれらの大部分はイスラムを代表する哲学者たちでもあった。かれらの医学理論は、それぞれの哲学観との結びつきから多少の相違はあっても、いずれもガレノスを土台としたものという点では共通であった。したがって、その特徴は体系的、理論的ではあっても、実証的ではなく、主として内科的治療が主で、解剖学や外科学には重点がおかれていなかった。

パドヴァ大学の外科学とその波紋

ところがボローニャやパドヴァで講義された医学は、イスラム医学を基礎としながらも、その背景の哲学理論から切り離されていたし、また、時代的にも人々は外界からの新しい刺激を求めていたから、研究者たちの関心は当初から主に身体の解剖や生理機能に向けられていた。その結果、それらの都市では、ヴェネツィアに帰港した十字軍兵士たちを治療する必要とも結びついて、外科学が、次いで解剖学が講じられるようになった。

これら北イタリア諸都市の進取の学風は、同じガレノス＝イスラム医学に根ざしていながら、次第にその枠を破る方向に進んでいった。その結果、そうした都市でも時としてカトリック教義との対決を迫られることがなかったわけではない。初期のパドヴァ大学を代表する医学者として知られるピエトロ・ダバノは、イスラム医学の研究者として名高かったばかりでなく、自らアヴェロエス風の『哲学と医学とが対立する見解を調停するための書』を著し、外科的医学に対する宗教的非難を退けるのに貢献した。

こうした外科学の進歩は、レオナルド・ダ・ヴィンチをはじめとする、ルネッサンスの偉大な画家たちの輩出にも少なからぬ関係があると思われる。一三世紀から一五世紀にかけての絵画のなかで、人体描写がにわかに写実性を増していった事実は、こうした医学史上の背景を抜きにして考えることはむずかしい。また、中世末期までの医学書に見られるような余りにも稚拙な人体解剖図が、ヴェサリウスの著書にあるような見事な正確さを示すまでに面目を一新したのも、パドヴァを中心として、医学と美術との上に展開した相互の影響関係に起因するものであろう。

さらにパドヴァの栄光は、ヴェサリウスの『人体の構造について』が出版されてから八五年後に、同じ大学に学んだイギリス人、ウィリアム・ハーヴェイの、一般に「血液循環論」として知られている『動物における心臓と血液の運動に関する解剖学的研究』が出版されるに及んでその頂点に達し、パドヴァはここに近代科学の幕開けの役割を果たし終えたのである。

この北イタリアの小都市に発生した一連の知的革新の波は、いまだ多分に人文主義的発想に根ざした旺盛な知的好奇心の上に花を開いたものであったが、こうした胎動はやがて一七世紀に入り「神学・哲学の中心都市パリに舞台を移して、ルネ・デカルトの思想のなかで確固たる近代精神へと結実することになる。けれども、こうした近代化が一面では、医学と哲学とを再び引き離し、人間存在を身体と精神に引き裂く契機でもあったことに人々が本当に気づき始めたのは、今からほんの数十年前のことにすぎない。

四　エピローグ——医療の人間学基盤を求めて

近世の科学の発展と哲学の課題

一七世紀にデカルトによって軌道を敷かれた近代の学問は、物理学を基盤とする物体の原理と、いかなる意味でも物体に還元できない、意識を内容とする精神の原理という二元論的な方向に沿って、その歩みを続けることになった。このデカルト的な二元論は、その当初から、いささかの疑念がもたれていたとはいえ、少なくともその一方の物理的世界での輝かしい成功に支えられて、一九世紀まで順調な経過を辿った。物理学はその応用領域を次々に拡大し、一八世紀には化学の世界をほぼ手中に収め、一九世紀には、生理学の分野で画期的な成功を収めたクロード・ベルナールの『実験医学序説』を生むにいたる。ベルナールは、生理学を物理学と化学の諸法則に還元できると考えたばかりでなく、生物学の未来もまた、そうした厳密な実験科学を基盤とする生理学の上にうち建てられると考えていた。

一九世紀の半ばにはまた、物理学的方法に沿って意識世界をも客観的な観察の対象とする心理学が誕生した。こうして、人間の経験領域のほとんどすべてが、いまや物理学的な解析手段によって説明され尽くすかに見えた。

もちろん、この間にもそうした二元論的思考についての反省や批判がなかったわけではないし、それを超えようとする試みがなかったわけでもない。しかし、こうした動向は一九世紀までは、もっぱら精神界を取り扱う哲学の側からのものにすぎなかった。

そうしたなかで、ひとり生物学だけが物理学にとっては手強い相手であり、最後まで従順ではなかった。しかし、物理学的方法が結局は生命の取り扱いに不向きであること、そして、生命には物理学的視点とは別の視点が必要であることを本格的に指摘したのは、一九世紀末になされたベルクソンの功績である。

二〇世紀の哲学は多かれ少なかれ、物理学的世界から取り残された精神と、生理学的に基礎づけられた身体との硬直した二元論の克服を固有の関心として含んでいる。また、その克服のためには、なんらかの仕方で生物学的諸概念を援用することが必要とされてきた。現代哲学は、心身の連続的な展望を手に入れるためには、理性的で透明な精神ばかりでなく、非合理的で暗い無意識の部分にも注目しなければならないことに気づき始め、精神病やエロス的なもの、原始民族の宗教や生活の形態、また、言語の問題や錬金術の起源にまで関心を寄せることになった。

医学をめぐる現状と人間学的視点

ひるがえって医学の世界に眼を向けると、そこでは生理学や生化学に基礎づけられた医学理論が、次第に臨床領域全体にわたって拡大されているのを見ることができる。しかしまた、そのことは同時に臨床医学を実験医学的方法のなかに取り込むことであり、こうした実験的方法はやがて、工学技術の目覚しい発展と結ばれて、診断や治療手段の高度な精密化へと向かい、それを取り扱うための専門的技術者を必要とし、ついには医療をひとつの社会体制のなかに組み込んでいくことになった。

この医療体制の変貌のなかで、患者はいやおうなしに実験システムの一部として非人間化され、一人の医師よりも、診断や治療のための機械器具を信頼するほかはなく、医師を一人の優れた機械技術者と見始める。

また、医学は分子生物学や遺伝学の成果を背景に、生命を人工的に左右し得る巨大な力を手に入れることにもなった。その上、医療分野への高度な機械・技術の導入は、同時に多額の投下資本の流入でもあり、医療が資本の論理の下に組み込まれることも懸念されるにいたった。

こうした一連の事態に直面してなお、医学が人々の心身を癒す力として自己の役割を確信するならば、医学は、自らをより強い人間学的基盤の上に据え直す必要があろう。今日の医学と哲学とをめぐる状況は、もはやいずれか一方の側から他方への問いかけでは十分でなく、双方の緊密な接触の上に立つ、人間学的共通基盤を取り戻すことの必要に迫られている。そのためには、われわれは医学と哲学の結びつきの歴史を振り返ることによって、医学の根底にある人間学的原点を確認していかなければならない。

〔参考文献〕

川喜田愛郎『近代医学の史的基盤』（上・下）岩波書店
クロード・ベルナール、三浦岱栄訳『実験医学序説』岩波文庫
石渡隆司『アスクレピオス神話の周辺』講談社
大槻真一郎他訳「ヒポクラテス全集」エンタプライズ

死のイメージの変遷に見る医学と哲学の接近と乖離

一　死の人称性

死の本質は人間の手で開くことのできない硬い扉に閉ざされていて、われわれはその内側を垣間見ることすらできない。それは本来語り得ない領域に属し、それについて語るわれわれの言葉は結局のところ、ある種のまやかしであることを免れない。われわれは自らの死の経験を語ることができないし、また他人の経験を借りてそれを語ることもできない。

死の問題を扱うに際して、われわれはジャンケレヴィッチ(1)とともに、こうした一般的な前提をまず承認しておかなければなるまい。ジャンケレヴィッチはまた他方で「死がひとつの神秘でありながら実際の出来事でもあり、超経験的な何物かでありながら経験界のただなかで身近に到来する出来事でもある」ということも認めている。そうであれば、われわれはこの経験界で身近に起こる死という出来事についてなにほどか語ることができるはずである。

こうした、なんらかの経験との関連で語りうる死について、ジャンケレヴィッチは三つの視角を区別する。すなわち、われわれの一人一人が自分自身に対して再帰的に自らの死を見つめる視角である第一人称の死。この視角には「死の脅威を現実のもの、身近なものとして生きるだけではなく、自分自身、身をもってこの脅威に関連していると感ずるような死の実感」が裏付けになっている。そしておそらくは、この死の実感が死のあらゆる視角の根底に潜んでいるものであろう。

この第一人称の死と対極をなすものが第三人称の死の視角であり、そこでは客観的・対象的に眺められた抽象的で無名の死、記録された死が語られる。医学の扱う死はこの視点から語られる死の典型であろう。さらに、第一人称の死の悲劇性と第三人称の死の無名性との間には、第二人称の死という、いわば中間的で特徴的な領域があり、この死の視角は時として第一人称の死には認められない過去の時や、第三人称の死には認められない未来の時への関わりをも含みうると言う。私はここにもうひとつの「語られた死」を、第二人称と第三人称の間をうごめく死として、第三人称の客観的に「記録された死」から区別しておきたいと思う。

哲学や神学はこれまでに、この第一人称の死の絶対的な孤独や虚無性に対して、哲学では霊魂不滅の根拠を論じ、キリスト教神学は復活の信仰をもって臨んだ。

プラトンの『パイドン』のなかで死を前にしたソクラテスの安らいだ姿やその説話、また同じく『ゴルギアス』のなかで語られる死後の世界の寓話は、人間が死についての圧倒的な無知のなかに置かれながらも、その魂の奥底において何かを嗅ぎ取っていることを感じさせる。また、アウグスティヌスからパスカルにいたる「死の形而上学」的思索の結晶は、キリスト教信仰との関わりなしにも、死の孤絶性の深みを通して死の秘義性にわれわれの眼を開かせる。

しかしここでの課題は、深められた苦悩や思索の成果として語られる第一人称の死ではなく、むしろ「語られた死」ないしは、第三人称の「記録された死」の視点から死のイメージの変遷を点描し、それが現代のわれわれをどの様に規定しているかを反省的に捉えることである。ジャンケレヴィッチも言うように、こうした視点は本来、問題提起にはなりえても神秘学の領域に属するものではない。

ところで、死のイメージとは、それぞれの時代や社会の奥底に潜む人間観や生に対する願望を投影するスクリーンのようなものと見ることができよう。というのも死のイメージには死についての思索という哲学的個体的な営みとは別に、いわば共同体の幻想といった側面も深く関わっていると思われるからである。

二 「語られた死」から受ける感動

さて、「語られた死」の情景を歴史的に振り返ることから考察を始めるために、われわれは思想史の一般的な例に倣って古代ギリシアの例から見ていくことにしよう。

ホメロスのなかで語られている数多くの死をめぐる情景に共通している観点は、死が神によって送り込まれたものとして受け取られていることであろう。しかしたとえ死が神の定める運命であったとしても、その定めを知らぬ人間たちにとって死は依然として不条理に満ちたものであることを免れない。自己の死を賭して戦うことにかけては果敢な勇者であったホメロスの英雄たちが、その死をもっとも嘆いたのは親しい者を喪ったときである。親友のパトロクロスの非業の死を知らされたアキレスの嘆きは、「砂塵のなかに身を横たえ、周囲の者はみなかれが自殺をするのではないかと恐れたほどだった」。かれの嘆きは、アキレスに最愛の息子の生命を奪われた上、その遺体が辱めを受けたことを知った老王プリアモスの見せた嘆きと好一対をなしている。「かれは宮廷の中庭に横になって、砂塵や汚物にまみれ、このままでは悲嘆のあまり死んでしまうにちがいないと思われた」。

しかし、ホメロスの英雄たちは、最後には人間の思惑を越えた死の定めを一種の自然の摂理のように受け止めてもいる。トロイ人グラウコスは言う。「人間の生死の様は木々の葉とよく似ている。木の葉は風によって地上にまき散らされるが、一方ではめぐってくる春とともに新たな葉を繁らせる。人の場合にもある者は生を享け、ある者は滅んでいく」。

ところで、ホメロスの英雄が「死後の生」にどれだけ具体的なイメージをもっていたかは、いたって疑わしい。かれらが死を賭した戦いを怖れなかったのは、来世のためではなく、この世で語り伝えられるべき名誉のためであり、死後の生とはむしろ「死に損ないの亡霊」としての「忌まわしい生」と考えられた。死は神々と人間とを分かついわば絶対的な境界であり、その彼方になんらかの別の生を考えることは神々に対する一種の冒瀆と考えられていたとも思われる。彼岸の世界は亡霊たちの住む冥府の国であって福者の島ではない。たまたま冥府を訪れることになったオデュッセウスは、過剰な情念のために死に切れない何人かの亡霊に出会うが、自らがそうした運命を免れ得たのは、かれがあらゆる苦難の果てに獲得した知恵、いわば「自己についての知」のゆえであった。

ギリシア悲劇に描かれた死は、一般には葛藤に敗れた呪われた死として描かれているが、そこには英雄が神々の仲間入りを許される可能性も示唆されてはいる。それは極度の苦悩に耐えた代償として、むしろ観客のひそかな希いを映したものであったと思われる。悲劇のなかでも、近親者の死についての嘆きの激しさとその感情の細やかさを示しているもののひとつにソポクレスの『エレクトラ』がある。

ただ一人自分に残された近親者である弟オレステスをも喪ったと信じ込んだエレクトラは小さな骨壷を抱いて、一人ぼっちになってしまったわが身の不幸と愛しい弟の死を哀れんで、次のように嘆く。「あなたがこんなかたちで私に送り返されるとは。あなたの愛しい姿ではなく、死と虚ろな影として……。ああ、あなたは私の滅びを引き起こした、愛しい弟よ。いまわたしをあなたの住まいに迎えておくれ……死んでしまった人々は苦しむとは思えないから」。その嘆きを耳にした女たちは、エレクトラがいつまでも悲しみに沈んでいないで分別を取り戻すように勧めて言う。「あなたは死すべき父から生まれた。エレクトラよ、節度を取り戻しなさい。オレステスもまた死すべき人間だった。そんなに嘆いてばかりいてはいけません」。ここには親しい者、愛しい者の死が、時には自分の死を想うこと以上に悲しいものであることがよく示されていよう。シモーヌ・ヴェーユは女性らしい繊細さでこの嘆きを捉え、これをキリストを喪った人間の嘆きと重ね合わせて読む時に一層の感動が得られると言っている。

ホメロスや悲劇において描かれているような悲痛な死に、かれらを耐えさせるものは何であったのか。後に残す武人の誉れを別にしても、そこには非情な運命をも摂理として受け止めようとする「英雄的な諦観」と、それと並んでオデュッセウスの場合に見られたような、自らの力の限界を知り尽くした「英雄的な自己認識力」が挙げられよう。前者は、ギリシアの自然哲学からヒポクラテスにいたる系譜に、後者はソクラテスを一種の道徳的英雄と見立てたプラトンの系譜に通じると見ることはできないであろうか。

三「記録された死」と哲学的思考

医学を宇宙論的な哲学や呪術的もしくは神秘主義的宗教思想から独立させたヒポクラテスは、『流行病』をはじめとするいくつかの著作のなかで数多くの死の観察記録を残している。そこに見られる「記録された死」はまさしく第三人称の死としての病者の死であり、死に行くものの臨床過程である。ヒポクラテスもまたホメロスを聞いて育ち、悲劇にいくたびか涙を流したことであろうが、かれの著作のなかで扱われる死にはいっさいの文学的彩色は施されておらず、ひたすら冷静客観的な観察者の態度が貫かれている。

ヒポクラテスの医学では、病気もその治療もすべて自然の原理から発していると考えられており、そこには自然の死に逆らう挑戦的な態度は見られない。医学は自然環境に対して脆弱な人間が、患者自身の無知や医師の不注意によって早すぎる死の到来を避けるための、人間にとって不可欠な知恵として考えられている。自然科学の第一ページを開くことになったこの著作の姿勢には、現世の課題に徹することによって不滅なるものへの道を歩もうとしたホメロスの英雄の伝統が生きているように思われる。

一方、道徳的英雄であったソクラテスの生を不滅なものと信じることから出発したプラトンの哲学は、ソクラテスの生を支えた思想を掘り起こし、それに従うことによって人間の生の永遠の意味を見つめようとしたと言えよう。プラトンの霊魂不滅の確信が、どこまで当時のギリシア人の一般的観念のなかにあったものなのか、それがピタゴラス派の宗教思想にその起源をもつものなのかどうかをいま問うつもりはない。しかし『ゴルギアス』のなかで語られている寓話、すなわち死後の魂の裁きが正しく行われるために、ゼウスがプロメテウスに命じて人間たちに自分の死の時期がわからないようにした、という神話には、死の定めの不定性を自覚的生への転換の新たな契機として深めようとする意図が窺える。

さて、古代における医学と哲学との最初の出会いはもちろん、『ティマイオス』にその一端が覗かれるが、真正面からのものとしてはアリストテレスにおいて実現した。かれの医学上の主要な業績を伝える大方の書物は失われていて、たとえば解剖学などの上で果たした貢献などを辿ることは難しい。けれども『自然学小論集』などに見られるものだけをとってみても、その水準はヒポクラテスのそれを大きく凌いでいる。しかしアリストテレスが医学的な死の彼方にある死後の世界について、どのように解していたかについてはよく知り得ない。

このアリストテレスの医学を踏まえ、またプラトンの哲学とヒポクラテスの医学とを結び付けようとした二世紀の医学者ガレノスは、当時のローマにおいてまったくの低い場所に置かれていた医学の学問的地位を、哲学的な思考と結び付けることによって高めようとしている。かれの短い論文「最良の医師は哲学者でもあることについて」では、哲学者としての特性を、アリストテレス的思考に従って事象を考察することと、富への欲望を自制して真理の探求に努めることの二つに要約した上で、この両方の特性を備えた医師がいたとしたら、なぜその医師を哲学者と称してはならないのか、と問うている。ストア派に親しんだガレノスの医学哲学的探求の方向は、死に関わる医学的視点と哲学的視点との間にもわずかな接点を作り出すことになった。またかれの医学体系には霊魂不滅への可能性を示唆していると思われる箇所がある。

4 『人間機械論』と近代医学の発展

ここではラザロの死に際してキリストの語ったことや、福音書のなかの死の恐れに対する慰めに満ちた言葉を挙げる必要はないであろう。キリスト教の長い歴史のなかでは、医学が曲がりなりにもガレノス時代の水準に達したのは一四世紀になってからのことで、サレルノを中心に断片的に継承されていたギリシア医学の伝統も、神学が圧倒的に優位な宗教的枠組みのなかでは、きわめてわずかの影響力しかもたなかった。キリスト教的「死の形而上学」や「死の指導書」が大きな影響力をもっていた間は、医学は自らの役割を、主として養生法や公衆衛生的対応や、自立的な力をもてない貧民やその他の弱者を治療することに限定することができた。

アンドレアス・ヴェサリウスをはじめとする一六世紀半ばの解剖学の飛躍的展開は、医学者の身体観を徐々に修正してはいったが、前世紀の医学史の泰斗であったダランベールの説を信用するなら、ヴェサリウスばかりかかれの百年後に同じパドヴァ大学で学んだ血液循環の発見者ウィリアム・ハーヴェイですら、本質的な部分ではガレノスの徒の域を出ていなかった。世俗社会における医学の役割は、一八世紀の初頭まではいたって小さなものでしかなかった。イギリスの歴史家ジョン・マクマナーズは『死と啓蒙――一八世紀フランスにおける死生観の変遷』のなかで、その当時のフランスの一地方における葬儀の風景を印象的な文章で詳細に伝えている。(2)ところが、興味深いことに、ここには最後まで医師の姿が出てこないし、ましてや病院という言葉は見られない。

とはいえ、大半の人が医師にも病院にも無縁で一生を終えるのが常であったような一八世紀中葉までの医療事情のなかでは、死の判定の基準もいたって杜撰であることを免れなかった。医師の立会いは限られた場合のみで、一般には司祭または教会の参事の承認があれば死者として埋葬することができた。当時の医学的資料のなかには、解剖台の上で生き返ったとか、死体泥棒の医学生によって掘り出された死体が息を吹き返したなどというエピソードに事欠かない。要するに死は当時までは、まだ医学的世界においてよりも神学的枠組みに支えられた宗教的世界のなかで受容されていた。

死をめぐるこうした情景に変化を起こさせたものは、近世初頭の解剖学が外科学の発展となって現れたことによるところが大きい。一七世紀末になって、理髪師と区別される自由業のひとつとして認められるようになった外科医学の変化の背景には、解剖学を側面から支援したデカルトの哲学の影響がある。そのことはたとえば、一六九五年に出版されたホフマンの『機械的原理に基づく医学の基礎』の論述のうちに明らかに窺うことができる。哲学者であることよりは医師であることに一層の誇りを持っていた『人間機械論』の著者ド・ラ・メトリは「医師だけがこの国において有益な哲学者であり……他の哲学者たちは怠惰なのらくら者にすぎない」と述べていた。

その後に続く外科技術の急速な発展は、外科医の社会的地位とかれらの報酬とを一挙に高めることになると同時に、医学の全体像を大きく変えることになった。現代医学の成功のひとつの有力な側面である外科技術の急速な変容は、このように哲学との関連のなかで発展したものである。そしてこの発展こそ、後に述べるように死のイメージの変容にとって重要な契機となっているのである。

その後の医学の進路を決定的に変えさせた著作として挙げなければならないのは、周知のようにクロード・ベルナールの『実験医学序説』をはじめとする一連の著作とウィルヒョウの『細胞病理学』であろう。前者は医学を近代物理学の方法論の基礎の上に結び付けることを可能にし、後者は有機体としての個体の死を疾患の部位の死に還元することに関して軌道を敷くことに貢献した。

五　死期の予測と死の様式の変化

一八世紀までは貧民と社会的無力者にしか許されていなかった病院での死が、いまや皮肉なことに近代国家のすべての国民に対して開かれることになった。今日では家族や友人や親しい隣人たちに見守られた家のなかでの死はごく特別な例外となっている。それらの人たちに代わって、医師や看護婦が瀕死の病人に、いわば付ききりで付き添っている。大部分の日本人にとっても、誕生の時を病院で迎えるのと同様に死のための床も病院に用意されている。それも大方は集中治療室で、多くの治療機械に囲まれ、体には何本もの管が鼻や喉やその他の部位に差し込まれて、口には酸素マスクが当てられ、微かな声を出すこともほとんどままならない状態のなかで息を引き取るのが実状であろう。人がよい生を生きるためにはよい死の様式を選ぶことも必要であろう。しかし、われわれは今日、自分の死の様式を自由に選びとることができるであろうか。

二〇世紀の後半に生じた生体医学の生物医学的基礎研究の成果は、医学を機械的、機能的原理によって体系化し、ついでそれを分子生物学や遺伝学とひとつに結び付け、人間をその心理をも含めて、遺伝学的に規定された情報の体系とみなすようになった。従って重要な病気の治療についてはもとより、いまや細胞や遺伝子の組み替えや操作によって、個体の体質や人格の一部の変容を生み出すこともできるようになっている。

診断技術の発展による死の時期の予測はかなりの確度で、かなり先の予測まで可能になっている。さらに外科治療技術の目ざましい発展は麻酔技術の進歩を生み出し、そのおかげでほとんどありとあらゆる臓器移植を可能にすることになった。生体の冷凍麻酔術や保存術の登場によって、いまや人間の誕生は神秘の領域ではなく、時や所を越えて人為的に作り出される人間の制作物となるにいたった。誕生に続いて死もまた人工的に時を選ぶことのできる日が近づいている。あらゆる延命装置に続いて、冷凍保存術が人間の生体をほぼ現状のままで必要な期間固定して保存することが可能にする。したがって、誰かがどこかの臓器に重大な疾患をもっていて、それが死の恐れを呼び起こしているとしたら、その人はその臓器の治療が可能になるか、もしくは移植が可能になる日まで、冷凍保存術によって眠っていればよいことになる。

現在の医学技術によって、余り遠くない将来にこうした治療法が可能になるとしたら、医学ははたして不死性を手に入れたことになるのであろうか。現状では、延命装置を用いながらの死についてさえ、すでにそれを拒否する権利を要求する運動が各地に起こっている。オランダは世界に先駆けて、終末期の患者が医師の幇助を得て人為的にわずかながら死を早めることを選ぶ実質的な権利を確立した。アメリカにおいても、サンフランシスコを中心に死の様式を選ぶ権利運動が次第に拡大しつつある。

死の秘義性の根拠となっていた「死は確実、その時は不確実」mors certa, hora incertaが、ともにその意味を失って、「死は不確実、そのときは確実」mors incerta, hora certaとなる日が来るのであろうか。いまや神に代わって医学とその技術が人間の死の定めの時を左右していると言えるのだろうか。われわれがもし、こうした状況を無意味な幻想として退けることを望むならば、われわれはここに述べられた死のイメージが、ほかならぬわれわれの時代の哲学を映し出しているという事実をまず自覚しなければならないであろう。その上で再び死の意味を厳粛に受け止め、それを受容する哲学や身体論を確立しなければならないであろう。

「今日の医学が哲学に対して与えている刺激は、中世のキリスト教神学が哲学に対してもっていたものと同じくらい重要なものである」とアメリカの倫理神学者ペレグリーノが述べたのは、すでに一五年以上前のことであった。死をめぐるきわめて現代的な論議を通して、哲学が医学のうちに投影された近代思想のひとつの結末を自覚するとともに、双方の間にある身体観の溝を埋めることができるかどうかが、いまわれわれに問われているように思われる。

〔注〕

(1)V・ジャンケレヴィッチ、仲澤紀雄訳『死』みすず書房

Vladimir Jankélévitch. 一九〇三―一九八五。ロシア人を両親としてフランスに生まれ、ベルクソンに師事した。第二次大戦中はナチスに対するレジスタンス運動に参加するなどヒューマニズムを実践する哲学者でもあった。一九五一年にパリ大学倫理学教授に就任し、フロイトの業績の仏訳などで知られる。

(2)ジョン・マクナマーズ、小西嘉幸・中原章雄・鈴木田研二訳『死と啓蒙――一八世紀フランスにおける死生観の変遷』第九章二九〇―三二一頁、平凡社

健全と不健全

はじめに

最初に「健全・不健全」という言葉または概念に含まれている意味内容について考えてみよう。周知のようにこの語は、通常、特定の人格の性格や行動や思想について、さらに人格との比喩が成り立つようななんらかの組織の状態や活動や理念について全体的に評価するために用いられる。われわれはある人に「健全な思想の持ち主」であるというレッテルを貼り、国や自治体に対して「青少年の健全な育成」のための施策を期待したり、「健全財政」を堅持するよう求めたりする。

その際「健全」とは具体的にどのような意味なのか。それは多少とも重複する意味合いをもつと考えられる「健康」や「正常」などの言葉とどのように視点を異にしているのだろうか。

こうした問題に近づくために、ここではこの「健全」という言葉によって誰もがすぐに思い浮かべる「健全な精神は健全な身体に宿る」という格言的な文句について、振り返っておくことが便利であろう。

人々に広く知られたこの言葉は、紀元一世紀末から二世紀にかけてのローマの文人ユヴェナーリスの『風刺詩』のなかの一節である。しかしこの文句の意味は一般に理解されているような、肉体の健康（健全）と精神の健康（健全）とが平行的に調和するという事実を述べたものではない。それどころか現実には必ずしも両立しない両者の一致を神々に祈願するよう奨めたくだりの一節なのである。

一　健全な精神は健全な肉体に宿るか

この文句は「人間の願望の空しさについて」という見出しをもつユヴェナーリスの『風刺詩』第一〇巻末尾の部分に登場する。この一節のおかれている文脈を明確にするために、次にその前後の部分を試訳してみよう。「われわれは心の衝動や盲目で強い欲望に導かれて、妻を得ることや子を儲けることを望む。……だからあなたは神々の祭壇に供えものを捧げて次のように祈らなければならない。（私たちの）健康な身体に健康（健全）な精神（分別心）があるように、もっとも長い寿命よりも死をも恐れない強い心を与えられるように、どんな労苦にも耐え、怒りに駆られず、何ものをも求めず、愛欲や美味やサルダナパルス（古代アッシリアの王。大富豪として知られた）の豪奢な住まいよりも、ヘラクレスの耐えた厳しい辛苦や過酷な労働の方をより大きな価値と考えるような強い魂を与えてくれるように祈らねばならない」。

以上の訳文から察せられる通り、ここでユヴェナーリスの述べていることは、身体と精神との自然の調和どころか、身体のさまざまな欲求を断ち切るほどの禁欲主義的な精神の自制力の賛美と、そうした精神を獲得することへの願望である。

このストア的な禁欲主義的な理想は、意識的に鍛え抜かれた頑健な身体をつくりあげ、他方ではこれに対抗し得る強固な意志を手に入れようとすることであるから、右の文脈のなかでは身体・精神のいずれについても優れて「健康」であることが希求されていたのである。

字義通りにはまさしく「健康」を意味するラテン語の〈サーヌス〉が、ここではなぜ「健全」と訳されるにいたったのか。そしてこの訳語がそのまま定着して今日では自然な響きをもつにいたっているのはなぜであろうか。

二　健全、健康、正常の概念をめぐって

いくつかの国語辞典から判断すると「健全」という語は、「健康」という語にやや遅れて幕末から明治の初年にかけて、翻訳語として使われ始めたものと思われる。先のユヴェナーリスの一節が最初に訳されたのがいつであるかは明らかではない。しかし、この〈サーヌス〉という語の訳語として「健全」という語が採用されたことは、「健康」と「健全」の概念を分け、後者の指示範囲を確定する上で大きな影響を及ぼしたことは想像にかたくない。

ところで、こうしたローマの古典作品の一節が、少なくとも明治の中葉までに翻訳されていたことの背景には、当時の英語の教科書や読み物としてほとんど古典に近い位置を占めていた一八世紀のイギリスのモラリスト、サミュエル・ジョンソンの影響が考えられる。ジョンソンは自らもユヴェナーリスの『風刺詩』の第一〇

巻と同じ「人間の願望の空しさについて」という人生訓的な詩作品を残しているほど、このローマの詩人の作風に親しんでいたからである。

ラテン語の〈サーヌス〉にせよ、それに相当する英語の〈ヘルシー〉や〈サウンド〉にせよ、もともとは身体の機能と精神の能力のどちらについても、それらが良好で安定した状態にあることを意味していたことは、これらの語の使用例からも知られる。しかし近代に入って、哲学者のデカルトが身体と精神の原理を厳格に区別するいわゆる心身二元論を確立し、後にその社会的影響が自然科学的常識の普及となって出現してくるにつれて、身体機能と精神的能力との間でごく普通に用いられてきた単純な比喩が、必ずしも自然なものと感じられなくなってきた。その結果、一方の身体の機能は、ある程度客観的に計測しうるか、もしくは社会的に広く認められた共通の基準に則して語られるようになり、次第に「正常」という概念に近づいていくのに対し、他方の精神的能力は調和のとれた思考、倫理的な判断、自由に決断する自立的な意志などを意味するように変わっていく。しかし両者をバランスよく統合するような良好状態を表す語は、西欧の分析的な言語のなかには容易に誕生しなかったから、「健康」という語が依然としてその役割を代用していたのであろう。

そうした西欧的風潮をまともに受けながら欧米の文化を摂取していった明治期に、本来は「健康」というひとつの概念の中に収まっていた意味内容が、二つに分割されて「健全」という和製翻訳語の誕生を見たと考えられる。そしてこの語は期せずして、精神の能力の安定性を身体機能の十全性から区別する上で有効な言葉として広く受け入れられ、直感的な判断を重んじる日本人の心情によくマッチする言葉として定着していったのである。それゆえもし今日「健全」という語を英語に訳すとすれば、おそらく元の〈ヘルシー〉や〈サウンド〉ではなくて、「合理的な」reasonable＝リーゾナブル、「バランスのよくとれた」well-balancedといった表現の方が適していよう。

ところで「健全」であることの理念もしくは基準は何かという点になると、現在までいたって曖昧なままに放置され、もっぱら評価者の判断に委ねられて、この語が呼び起こす人格判断のもつ意味やその概念の吟味は一向になされないままに推移してきたことは指摘しておかねばならない。

三　健全の理念と自己の相対化

ユヴェナーリスの詩句の一節が「健全」という翻訳語の定着に重要な役割を果たしたとすると、この語はまず第一に「心身の間でバランスがとれている状態」という意味合いであった。

人間が安定した人格として自らを維持するためには、健康な身体だけで十分でないことは、誰もがひそかに感じている事実であろう。健康な身体をもつ者が時として激しい生理的欲求や衝動、急激に襲う激情によって狂気の淵に立たされることを、人々はこれまでに多くの文学を通して見聞きしてきたばかりでなく、自らの経験のうちでも学んできた。すでに西欧最古の文字文学であるホメロスの作品には、優れた体力や勇気に恵まれた英雄たちが、過剰な情念や過度の自尊心によって分別を失い、自ら破滅の道をたどる多くの話が物語られている。また一人の女としての愛と、母としての愛に引き裂かれた女性の悲劇を扱った作品も古来、枚挙にいとまがない。

けれども、人格を破滅に導く原因は決して情念にだけ求められるわけではない。過度に理性的・分析的能力を駆使することは、しばしば人々を冷徹で非人間的な性格のもち主に変える。また過度に禁欲的な意志を頼みとする人は、時として非寛容で残忍な人物の顔を併せもっている。

したがって、「健全・不健全」という評価をある人格に適応するには、個人のうちにある単一な性質や能力についての判断では十分でないというだけでなく、もともと二つもしくはそれ以上の心理的要素のバランスこそが問題なのだということを知らねばならない。けれども精神という目に見えない領域に踏み込んで、その内部から人格の「健全」な在り方を問おうとするためには、一体どんな方策がわれわれに可能なのだろうか。古代社会ではほぼ例外なしにそのための知恵や救済を神々の力に期待した。かつてユヴェナーリスが神殿に供えものを捧げ祈ることを奨めたのに対して、われわれにはどんな道が残されているのだろうか。人間が自己を絶対化し、仲間や社会との間の適切な距離をとることができなくなったときに、人格の安定が崩壊するという古来の経験的な事実は、現代の心理学的な分析手法によって人格内部の心理構造の図式として捉えられるようになっている。現代人はそうした内側の心理構造を分析的に認識することによってのみ「自己を相対化する知恵」を手に入れることができるのである。そのためにはフロイトをはじめとする精神分析学や深層心理学的方法を活用し、その過程で「健全」とは何かを考えていくことが必要であろう。

四　健全な人格と心の深層構造

もしわれわれが、人間の内的な世界のなかで展開されている、さまざまな心理的要素の対立や葛藤を展望に収めることができて、それらの葛藤を最小限の範囲におさえる方法が、あるいはそれらの葛藤をより高度な精神的な活動のためのエネルギー源として昇華する方向が捉えられれば、そこから「健全」な人格の基準らしきものも見え始めるであろう。フロイト以来、そうした内的葛藤は意識と無意識との間に存在するとされてきたが、意識の域内にもまた大小さまざまな葛藤が展開されていることは、われわれ自身の経験に照らしてもある程度は理解できる。しかし、無意識のなかにある心の無数の断片的な内容が、互いにどのような結びつきや葛藤を演じているかについては、精神分析の手法によって得られた心の中の元型、すなわち、われわれが普通に本能と呼び慣わしている心の深層にある基本的な傾向に沿って理解することが必要である。

ユング派の優れた精神分析家であるエーリッヒ・ノイマンは、大著『グレート・マザー』のなかで、「母性的本性」と「魅惑（アニマ）的本性」という互いに交差する二つの主軸と、それを取り巻く三つの同心円とからなる構造図を案出し、それらの軸と円との接点に多様な心理的作用を配置することによって、女性的なものの深層構造を捉えようと試みている（図1参照）。

この分析手法は、人間の内部にある多くの機能や能力は単独でその作用を営んでいるわけではないこと、またひとつの能力はそれとは対照的な別の能力から切り放された場合にはかえってマイナスに働くようになることをよく示している。この図は人間精神が、一見対立的に見える別の機能や能力との相互作用のうちではじめて動的に展開される、いわば弁証法的な構造をもっていることを明らかにしている。さらにわれわれはこの分析から、深層にある心理的諸要素は、それぞれに他の心理的活動を刺激するための貴重なエネルギー源でもあって、それらの諸要因をどのようにして葛藤状態から救い出し、調和と昇華に導くことができるかだけが「健全」な人格形成にとって問題であることを教えられる。

人間の心的作用がノイマンの示したような動的な構造から発現するものであるとすれば、「健全」な人格についての評価は単一の機能や能力から判断されるのではなく、さまざまな内的諸要素のバランスがとれている

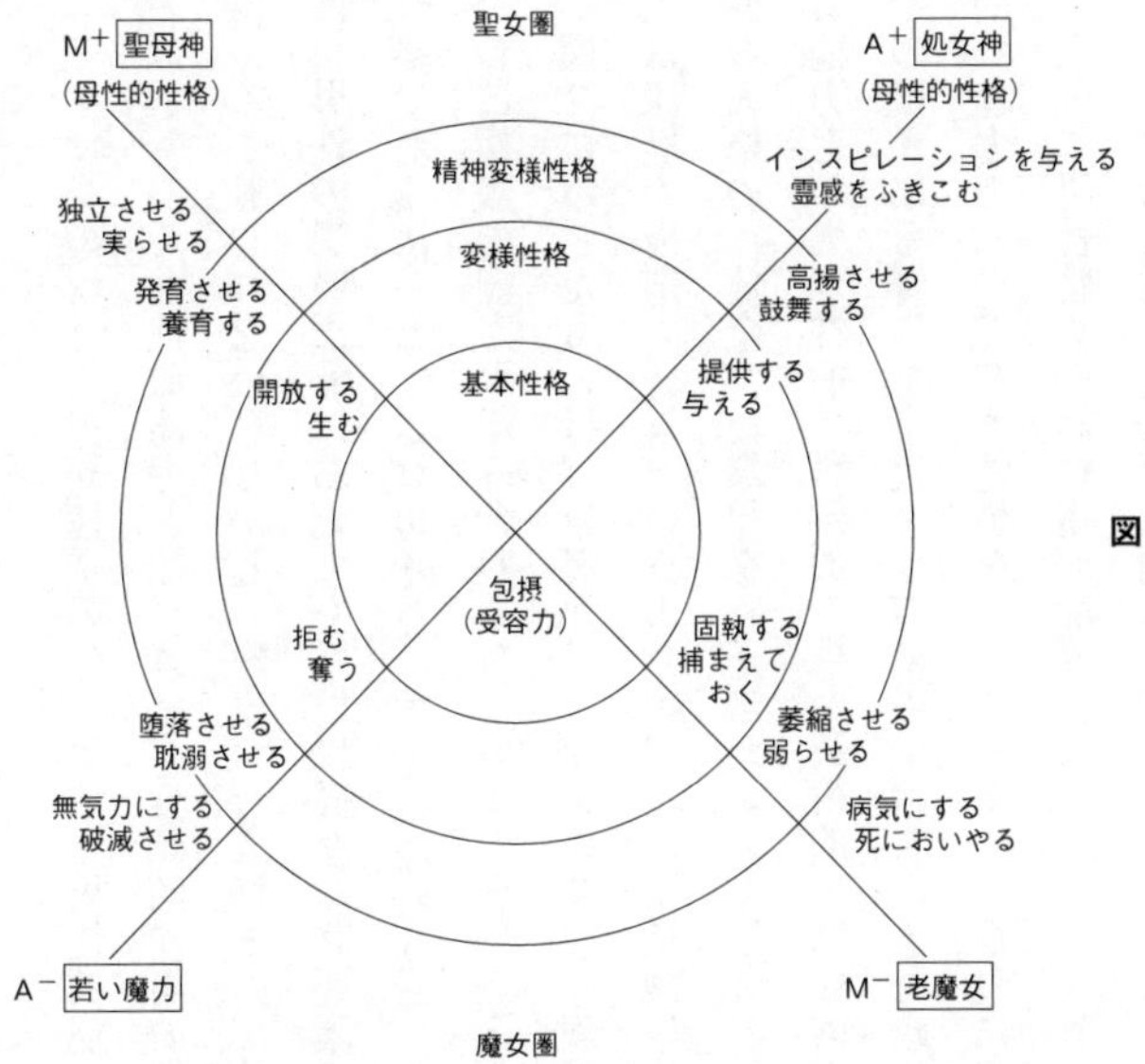

図 1

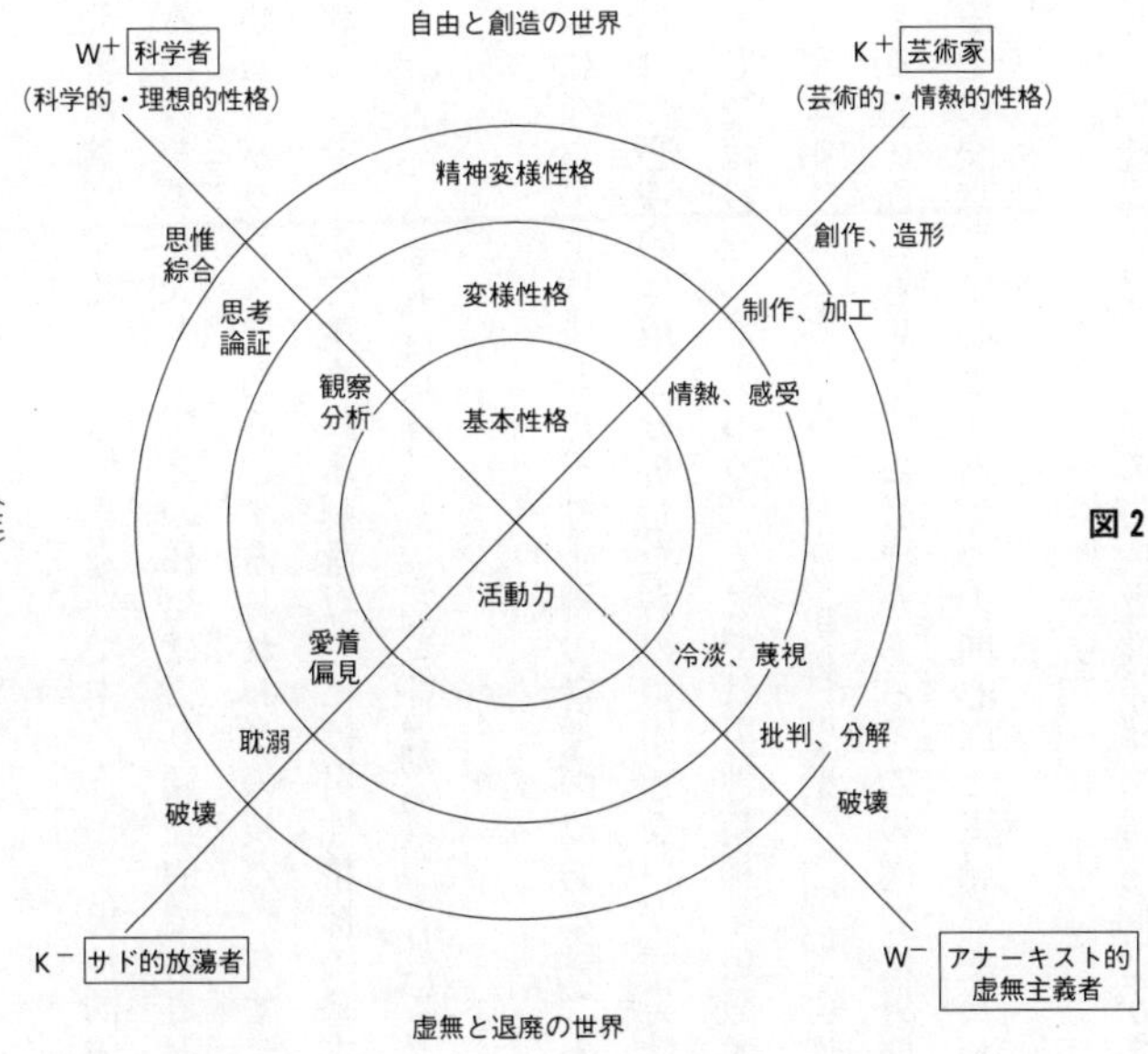

図 2

〈注〉
図の中の
MはMutter（母）――ドイツ語
AはAnima（アニマ）――ラテン語
WはWissennschaft（科学）――ドイツ語
KはKunst（芸術）――ドイツ語
の頭文字を取ったものである。

こと、またそれゆえに活力が保持されていることが基準にならなければならない。

五　「健全」な生と「内なる異性」との調和

ノイマンの女性の深層構造の分析手法を男性的能力の分析に適用することはできないであろうか。男性的能力はもちろん女性的能力と比べれば、意識的作用の占める割合がより大きく、その作用はより顕在的であると言えるかもしれない。しかし「健全」な人格が内部的諸要素のバランスにあるとするわれわれの視点からすれば、男性の深層部分においても互いに異なる諸要素の調和と、そこから生まれる刺激なしには男性精神の基本性格である活動力すら発現しないことになろう。こうした観点からすれば男性の創造的な活動のいずれにも、つねに複数の能力が組み合わされているのを見ることができる。

図2に示したものは、筆者がノイマンの深層心理構造図にならって作成した男性精神の構造図である。この図は深層の構造の分析というよりは、たんに意識作用に現れた心理的作用を分析したものにすぎないが、男性的な人格の「健全」な調和を考えるためのひとつの試みとしては役立つであろう。ここでは男性精神を象徴する能力として理性的・科学的本性と芸術的・創作的本性とを提示することになったが、男性的能力については、そのほかにも優れた宗教家や道徳の実践者、また政治家や武将の能力も考察する必要がある。この図では男性的な能力の二つの基本性格を主軸に据えて、垂直に交わるその交点を中心とする三つの同心円と主軸とが交わる部分に男性精神の諸作用が配置されている。

女性の深層構造の場合と同じく、男性心理においても単一の能力にはプラスの方向とマイナスの方向とがあり、それぞれの本性はもうひとつの本性との間で維持されている緊張や刺激を失えば、その能力はただちにマイナスの方向に向かって作用することを示している。したがってこの分析図をもとにして考えると、女性的なものであれ男性的なものであれ、「健全」な心的状態とは、同心円の中心から二本の軸に沿って上方に広がる扇形の空間内部で展開される心理作用であり、この作用はさらにプラスの方向に沿って上方に「昇華」するにつれて人格の成熟や完成の度合いが増すことがわかる。またそれぞれの軸のプラス・マイナスの極には主軸の表す能力の究極の姿が肯定・否定の両方について暗示されている。

「健全」な人格にとって、心の内部のさまざまな機能や能力のバランスが重要であるとすれば、男性についても女性についても、自己のうちにある男性的要素と女性的要素とのバランスも要求されなければならない。ノイマンを含めたユング派の分析家たちはとくにこの「内なる異性」との調和についても多くの示唆を与えている。たとえばアニマとアニムスについてのユングの示唆に富んだ解釈は、主として無意識的な心理活動を象徴するアニマの協力なしには、男性的活動を象徴するアニムスもほとんど無力な状態に陥ってしまうことを教えている。

こうした見解の背後には、「健全」な生への道を探ろうとした人類の遥かな精神史が映し出されているとも思われる。古代末期からルネッサンスにかけて思想史に大きな影響を残したグノーシス思想や錬金術の哲学のうちに、理想的人間像としてしばしば登場した「両性具有」のイメージも、こうした異質な諸要素の調和こそ人格の完成にいたる道と考える大きな思想的潮流を代表していたのであろう。

むすび

最後に、人格の多様な諸能力の全体的な調和こそ「健全」であることの基準であるとする、これまでの論旨のなかでは触れられなかった事柄を指摘しておかねばならない。

「健全・不健全」という言葉はその評価を下す人に、自己の評価が社会の共通の見解を代表しているという思い込みに陥らせる危険をもつ。したがって、この言葉があまりに世俗的な形で使用され、力をもつようになると、この言葉のもつ人格の動的理解という特徴が失われて、すべてのものを平均的な地点に押し戻そうとする大衆的な価値観の代弁者に変わったり、評価者の帰属する体制に順応することだけが「健全」とみなされることにもなりかねない。われわれは人格の全体の評価にかかわるこの語彙が、「異端」に代わってスケープゴートを作り出すための暗い言葉と化すことがないように、「健全・不健全」という言葉の適用に際しては、絶えず自らのうちにある基準の再吟味を心がけ、この語のもつ動的側面を見失わないようにする必要がある。

結局のところ、この言葉は真に健全な人格だけが健全な人格を知ることができる、という循環的な構造と切り離しえないというべきであろう。

〔参考文献〕
E・ノイマン、福島章他訳『グレート　マザー』ナツメ社
E・ノイマン、石渡隆司訳『深層心理学と新しい倫理』人文書院

正常と病理の間

――医学哲学的試論――

はじめに

現代の医学・医療がそれ以前の診断・治療技術とは質的に異なる、いわゆる高度医療技術の開発によって、長い間、人間存在の基本的枠組みと考えられてきた「誕生」や「死」をはじめとする人間の生の基本的枠組みをも大幅に変更することも可能にする力を獲得したことによって、人々の人間関係や社会関係にも大きな影響が及び始めている。医学の力が、これまでとは比較にならないほど大きなものになってきたことを考えれば、医学の倫理がたんに医療関係者の反省といった次元を越えて、より広い社会的な立場から問われなければならなくなったことは明らかであろう。医療関係者は、今日では医学以外の領域の研究者が医療の倫理について研究すること、またそれに関する啓蒙活動を行うことに一定の理解を示すことができるであろう。しかし、医学に対して哲学がなんらかの寄与をなしているということ、もしくはなし得るということに対しては、いまだ理解しがたいことととして映っているように思われる。ここでは哲学が医学に対してなし得る寄与について全体的に述べるいとまはない。少なくとも哲学が医学との間で共有し得る研究上の役割のひとつは、医学のなかで用いられている基礎概念の分析を通してそれらの概念の意義を確定し、その適用の範囲を明確にすることにあると言えよう。しかし医学と人文科学とをまったく別の知的世界として分断してきたわが国の学問的風土のなかでは、こうした考察はいたって困難であり、これまでのところその成果もきわめて乏しいと言わなければならない。

この小論では、あえてこうした問題へのひとつの試みとして、「健康と病気」という概念に哲学がどのように関わっているかの一例を示してみたい。これらは、言うまでもなく医学にとってもっとも主要な概念である。しかし歴史的に見れば、少なくとも一八世紀までは、それらの概念が基本的に何を意味しているかについては人々の生活実感のなかで十分に知られていることとして、特別な定義を要しないものと考えられていた。医学の全体像をはじめてひとつの体系的な書物にまとめ上げた一〇世紀のイスラムの哲学者にして医師であったアヴィセンナは、『医学典範（カノン）』の冒頭に医学の目的とするところを次のように規定している。

「医学とは、それによって人々が人体の諸性質を知り、それによって健康を保持し、もしそれが奪われていれば、それによって健康な状態に連れ戻し、失われたものを取り戻すことを可能にするような知識を言う」。西欧近世の医学書の多くが、この規定を踏襲してきたことも周知のとおりである。

健康と病気の概念が人々の日常的な常識の枠内に納まりきれなくなったのは、一九世紀の医学の上に生じた重要な視点の転換を契機とする。『臨床医学の誕生』の著者で、フランスの著名な哲学者でもあったミシェル・フーコーは、一八〇四年のハヴィエル・ビシャ（Xavier Bichat）の理論のうちにこの転換点を見ている。

フーコーによると、ビシャの『生と死に関する研究』は、それまで長い間、生命にとっての絶対的な限界、すなわち分割不能の絶対的な地位を占めていた「死の概念」を相対化し、気化させ、細部での死、部分的な死、進行的な死、ゆっくりとした死などの形で、死を生のなかに配分した。絶対的な断絶と考えられてきた生と死をある種の連続として捉える視点は、ビシャの後を承けて近代生理学の基礎を確立したクロード・ベルナールによって唱えられた、生理学と病理学の連続性という視点のうちで一層強化されることになった。

周知のようにベルナールの著作の中心的主題は、病理現象とそれに対応する生理現象との事実上の同一性と連続性を論証することにあった。ベルナールは医学（médecine）と生理学（physiologie）とを区別し、前者を病気の科学、後者を生命の科学と規定し、両者の関係についておおむね次のように言う。「科学においては理論が実践を照らし、支配する。したがって、病気の治療を目的とする医学の実践においても、病気についての科学的な理論である病理学（pathologie）に立脚してはじめて合理的なものとなる。さらに科学的な病理学は生理学の基礎の上に築かれなければならない」。ベルナールのこうした見解のうち、「病気の治療は病理学的な理論に立脚しなければならない」という主張は、医学の長い伝統がほぼ一貫して目指してきたもので、とくに目新しいものではない。ベルナールの発想の革新的なところは、「病理学」をさらに「生理学」に還元し、二つの別個の視点で捉えられてきたものを、ひとつの眼差しのうちに捉えなおすこと、すなわち双方をひとつの連続した医学理論として構築しなおすことを目指した点にあろう。

ヒポクラテス以来、医学は人々の経験する「病気」を、「病理的現象」として病人から切り離し観察してきた。患者と、その上に生じている現象とを分離することはもともと科学を支えてきた基本的態度である。病気はまた本来、生体の平常な状態の上に生じた「変異」であり、この変異は「平常な状態」を知らずに正しく理解することができない、という思想も、それ自体としては伝統的な医学が経験的に学んできたことである。したがってベルナールが「あらゆる病気は、それに対応する正常な機能を持っており、病気は異変によって度を過ごしたり、弱められたり、無力となった機能の表現に過ぎない」と言うとき、われわれはそこに、医学的見地の転換を認めることはできないであろう。問題は「平常」と「異変」とが、本来、連続した同一の秩序に属する生理的現象であるとする点にある。ベルナールの次の言葉は上述の要約を裏付けることになろう。「生理学と病理学とは混じり合う。それらは根底では、唯一の同じものなのである」。

一　クロード・ベルナールと医学の実験科学への組入れ

生理学を医学の唯一の学問的な基礎として確立しようとするベルナールのこうした立場は、当然のことながら当時の医学者たちの一般的な学説とは必ずしも一致してはいない。というのも当時の医学者の多くは、病気を生体の外部から侵入してきて生体を冒す実体的な存在とみなしていたからである。一七世紀以来の細菌学の発達が、多くの人々によく知られた病気の本体を突き止めることに成功し、いわゆる病気実体論を不動なものにしたかに見えていた。外部から生体に侵入する異物が病気という現象を引き起こす動因であるとしても、それらが病気そのものではないこと、病気は生体の内部に生じる特異な生命的現象として見られなければならない、というのがベルナールの思想の中心であった。こうした視点は、ベルナールが後に生体の「内部環境」という用語で「外部環境」から切り離して考える基となった思考と結びついている。

内部環境という発想は、生体の器官や細胞内部に一定の生理的恒常性や調整機能を認めた上で、生体が外部環境内での存在条件の変異に対して相対的自立性をもつことを可能にするものであり、われわれはここにベルナールのデテルミニスム理論（決定論）の思想的基盤を見ることができる。クロード・ベルナールにとって、生理的すなわち有機的な内部環境とは、細胞活動の恒常性に必須の、エネルギー的かつ食物的な貯蔵物質の再配分を行う血液の役割の重視にほかならない。血液による内部環境の恒常性の保持は、外部環境に対して生体をひとつの独立した全体として理解させるもの、すなわち有機体の自立条件を表す概念であった。

ベルナールはまた「生命現象は、周囲の環境に存在する混乱原因に対して、かなりの幅をもって抵抗することを可能にするような柔軟性をもっている」ことに触れている。そこから、かれの理論が、科学に基礎をもたない生気論を排しただけでなく、機械論的な生理学理論に対しても批判的な立場をとっていたことが明らかになろう。ベルナールにいたるまでの生物学者たちは一般に、生物学を唯物論的・機械論的な仕方で物理学と同化させて考えるか、それともフランスの生気論者やドイツの自然哲学者に見られたような、物理学と生物学を完全に分けて、生物をある種の神秘的な存在に位置づけるか、どちらかの陣営に分かれて互いに論争を繰返していた。当時の生物学のそうした状況のなかで、ベルナールは機械論と生気論とをともに追放しながら、一方では生物学的現象の特異性を直視し、他方では生物学領域に実験科学の手法を取り入れることを試みたのである。

二　健康・病気概念から正常・異常概念への移行

内部環境の相対的自立性の理論的基盤を確立したベルナールは、さらに次のような確信へと発展する。「われわれはある種の病理的現象を生理的現象に送り返すことができるし、同一の法則がその両者を統括しているというのを示すこともできる。その意味で、現在すでに生理学が医学の基礎にあるというのを明確に証明する、かなり多くの事実が存在すると思う」。ところで、生体内のいっさいの現象を生理学へと還元することによって、医学を唯一の生理学体系へと構築するというベルナールの医学革命を理論的に裏付けたものが、かれの糖尿病に関する研究であったとする指摘は、フランスの哲学者で医学思想史研究者でもあるカンギレムの卓見というべきであろう。

カンギレムによれば、糖尿病はもともと「正常な」機能の「不調」からなる病気である。ベルナールは、「糖尿病は多尿、多飲、多食、自食作用、糖尿という症候によって特徴づけられる一連の病的現象のひとつであり、これらの症状はそのどれもが正常の状態と無関係な特別な状態というわけではない。……ここでは、正常な状態と病気の状態とで異なっているのはその程度の差だけである」。ベルナールによると、それ自身正常な糖尿、つまり尿中の一定量の糖分は、通常は「かくれて気付かれない」が、その過剰によって、すなわち病的な現象だけがわれわれに血中の糖分に気付かせるにすぎない。動物の血液は正常状態でもブドウ糖を含んでいて、その糖分は必ずしも食物を通してそのつど外部から摂取されたものではない。ただし糖が尿中に排出されるのは、それがなんらかの理由で一定の限度量を超えたことによる。

糖尿病に見られる、正常と病気との連続性、また両者の間にある量の差が、のちにベルナールの生理学理論全体の基本的視点となっていった、というのがカンギレムの見解である。近代医学の中心的な概念である「正常」と「異常」はこうしてベルナールの生理学によって導入され、「異常」とは「正常」からの量的な隔たり、もしくはその範囲からの逸脱、すなわち過剰や不足を示す概念として定着していくことになった。ところでカンギレム自身は、ベルナールの「正常なもの（ノルマール）」と「異常（アノルマール）」という用語のもつ多義性と曖昧さについて、またこれらの語の派生してきた過程や、生物学的な定義としての異常と、人間的な経験に根ざした病気としての異常との違いを指摘した後で、量的な差異として示される「正常」「異常」という概念が、本来は生体内の限られた現象に対して適用されるべきものであったのに、これらの概念がやがて広範な医学理論全体に用いられるようになったことについては批判的な態度をとる。

カンギレムは生物学的正常、異常には本来価値概念が含まれ、それらの価値概念を抜きにしてはいかなる「健康」も「病気」もあり得ないとして、ベルナールの問題の出発点と、そこからの概念的拡張との間にある非連続性を問題にする。しかし、アメリカの医学哲学者S・スピッカーも指摘するように、基本的にはカンギレムの思想は、生物、とりわけ人間の個人差の重視をも含めて、ベルナールの見解と多くの共通点を有していることも認めなければならない。

三　クリストファー・ブールスと病気概念の分析

現代の医学哲学的な理論のなかで、「健康」「病気」の概念を「正常」「異常」の概念として捉えることに積極的な立場を示しているのは、アメリカの分析哲学者クリストファー・ブールスである。ブールスは現代社会が、さまざまな局面で健康・病気を客観的に裏付ける基準を必要としているとして、これまでの多くの文献のなかで、病気や健康の説明の根拠として用いられている七つの主要な観点を取り上げ、それらの観点の健康や病気概念への応用の適否について分析的に批判している。ブールスはそれらの概念のいずれも健康、病気の概念に十分に代置し得るものでないし、それらはまたそれぞれに異なる視点に立脚しているために、それ自身ではひとつの体系的な展望のなかに収めることができないと考える。

(1)ブールスによると、健康と病気の概念に関するこれまでの文献の多くは、健康を価値の概念と切り離し得ないものとして取り上げている。価値とは「望ましいもの」であるが、健康をそのような基準で判断すると、「望ましくないもの」を病気と結び付けることになってしまう。しかしブールスは「望ましくないもの」あるいは「望ましい身体的条件を妨げているもの」は、余りに広い範囲に及ぶことから、それだけでは何ら病気の要件をなさないと言う。たとえば、身体的に望ましいもののなかには、背丈の高さや頑健さから、持久力、身体の柔軟さ、プロポーション、容姿までが含まれることになる。しかし、たとえそうした「望ましい状態」の要件を充たしていなかったとしても、そのことが何ら、まったく病気であることには当たらないことも明らかである。また、ある場合には病気が「望ましい」というようなこともまったくないわけではない。ブールスは、度の強い近眼が時には兵役逃れに好都合であるとか、天然痘の流行時には、種痘がはるかにひどい病気への感染を防ぐ、といったいささか極端と思われる例を挙げている。

(2)次にブールスは、「医師の手当を受けている」ことをもって病気と認定することの誤りを指摘する。もし身体的に望ましくないという状態が病気の要件をなさないのであれば、医師の手当を受けている者の身体的状態が、ただちに病気にかかっているということにはならないのは、どうしてなのか。医師が患者の身体的な訴えに対して応ずるのは、それらの望ましくない状況が、正常とみなされるものの一定の範囲をはみ出しているから、と思われるかもしれない。しかしブールスによると、医師の手当を受ける一般的な事例のなかには、割礼、美容整形、輪卵管や輪精管の結紮、その他の避妊手術も含まれるし、時には性の転換手術を求めてくる

「患者」に対応することもある。したがって、今日ではすべての医療行為が病気と関係しているとは限らない。医師は自分たちの「医療行為」のなかに、病理的なものと、そうでないものとの双方が含まれていることを承知している。

(3)統計的な正常の概念。現代医学の臨床的な用語では健康な状態は「正常」と呼ばれ、病気、もしくは病理的状態は「異常」と呼ばれている。医学の教科書では、身長、体重、脈拍や呼吸数、血圧、肺活量、基礎代謝、血液の沈降速度などは、統計学的な方法によって「正常値」という一定範囲の数値で基準が示される。ブールスは平均的なところに位置しているものを「正常」とみなすのは、そこに多くの人々に潜在する直観的な識別力が働いているためであるという。ブールスはまたこの統計的な正常がある範囲で客観的な基準になり得るものとして重視しながらも、統計的な分布上の正常が健康にとって必ずしも必要にして十分な条件ではないことにも注意している。たとえば、O型の血液や赤毛の人は統計上は少数であっても、それらの条件はその人たちが健康であることと何ら抵触しない。また、ある人や器官が正常であるということは、それらの人や器官が治療の対象外であることにはなるが、それらがまったく病気と無縁であることと同じではないから、統計的な正常は健康の十分条件ではない。各種の臨床検査の結果が教えるところは、基準以下の値を示している人にはなんらかの病気が進行している可能性があるということである。しかし、病気の可能性を示すというだけであれば、この基準もまた健康と病気の確かな基準となり得ないとブールスは考える。

(4)痛み、苦痛、不快感。患者が直接に感じとるこれらの要素のうちに病気の根拠を見ようとする立場についてブールスは、そうした見方が理論的動機よりも実践的動機に片寄り過ぎていることを批判する。また、歯の生え時とか、月経や出産など病気に分類できない生理現象で苦痛や不快感を伴うものも少なくないことを挙げて、理論的には病気という現象と、それにかかっている人の苦痛や不快感との因果関係こそが重要であるとしている。

(5)能力障害（disabily）。すべての病気が必ずしも苦痛を伴わないとしても、いずれの病気も結局はなんらかの身体的な能力障害に向かう過程であり、その究極のものが死であるとする見地に対しては、そのような状態を個別的に数え上げれば、水虫や湿疹やいぼのようなものから、近眼や色盲のようなものまで、その範囲は余りに広く、まず機能的な見地から、原則的な標準を定めることが先行しなければならないとする。

(6)適応力。有機体の環境への標準的な適応力を健康の尺度にしようとする見解に対してブールスは、たとえば炎症のような病気の徴候は、環境からの障害を予防するための適応反応であると考えられるし、また種痘とか近眼のような病気はある種の環境に対しては、そうでない人よりも有利である（前述したようにブールスは極度の近眼の人が兵役を免除されることがある、という例を挙げている）こともあるから、特定の環境に適応しているということは、ただちに病気に無縁ということにはならないという。

生体のあらゆる能力は人々がおかれた、それぞれの特殊な環境のなかでよりうまく生きるための能力として、環境によって増強されたものかもしれない。したがって、かれら自身にせよ他の人にせよ、それらの能力を欠いていることは、何か病理的なことであるということにはならない。環境とそれに対する生体の適応とが相対的な関係であるということは、それが病気の分析にとって有効でないということなのである。

(7)恒常性（ホメオスタシス）。恒常性の観念は健康に関する臨床上の概念として広い範囲に影響力をもっている。生理学的な恒常状態をつくり出しているメカニズムの重要性は、とりわけクロード・ベルナールとヴァルター・キャノンとによって認められた。ベルナールは「生理的な過程」を生体の内部環境における平衡状態を維持する働きとみなし、それに対して「病気の過程」を平衡状態の崩壊、もしくはホメオスタシスの失敗の過程とみなしていた。血液の温度、酸性度、血流速度、血液成分など、生理的な正常と異常に関する多くの観点がこのモデルに合致する。しかし、多くの生命機能には、ホメオスタシスでは説明のつかないさまざまな活動がある。一般に生体の機能の最終目的が生体内部の平衡状態を維持することだとは考えられない。むしろそうした平衡状態は知覚、場所運動、成長、生殖活動という観点から見られなければならないであろう。ブールスはそれらの活動はそれぞれの種に内在する固有な目標を指向する働きから生じていると考える。

むすび

⑴以上に見たように主要な医学文献に現れた「健康」と「病気」に関する基本概念の混乱は、ブールスによると、健康についての理論的観念と実践的観念との混同、換言すれば「病気」(disease)」という前者の観念と「病い (illness)」という後者の観念との混同に起因している。ブールスはその両者を理論的に区別することによって、健康についての客観的な指標を得ることができるとする。ブールスは上に挙げた概念に代わる独自の指標として、「種に固有な目標への機能」という観点を導入する。かれはそれについて次のように言う。「私の考えでは、なんらかの機能についての基本的観念は目標 (ゴール) に対する貢献に関係している。……ある人たちが規定しているように、生体の機能は自分の行動を環境の変化に適応させようとするような性格をもつ。……しかし、有機体の活動は相互に独立した、いくつかの異なるゴールに同時に与かることである。それらの個々のゴールとして挙げられるものは、たとえば個体の存続、個体の生殖能力、生物学的安定や均衡 (生体と

環境との間に一定の安定した環境を作り出すという目標）がある。そのなかでも、基本的なものとしては、当の有機体の生存と再生産を実現する生理的機能である」。さらに「それらの機能がなんらかの病いに冒されていれば、その機能は弱められ、ゴールに対する貢献ができなくなる」。したがって健康はそれらの機能が「正常」に活動している状態として、また病気とはそれらの「正常」な機能の弱体化もしくは不全として捉えられるとし、この概念が健康・病気を計る新たな基準概念となり得ると考えている。

(2)何をそれぞれの種に固有な機能とするかについては、生物学と医学の個別的な研究が逐次明らかにしていくとするブールスの見解は、健康、病気の概念を人間の経験的な快苦という心理学的な価値的次元から切り離して、生物学的な視点において捉えようとするもので、現代医学の全般的趨勢を哲学的な概念分析を通して整理したものと見ることができる。

しかし、ブールスの考察は結局のところ、エンゲルハートも指摘しているように、医学から人間存在の心理的・価値的特性を取り去ってしまえば、医学を生物学から区別する根拠がなくなってしまうことを逆説的に基礎づけたということにはならないだろうか。

わが国における医学の哲学が、医学に固有な概念のなかに分け入って、理念と実践との両方から、医学上の重要な方向での方向づけや判断にとって有効な概念を提示し、それらの概念の適用の範囲を明らかにすることができれば、医学哲学の役割は一層大きな意味をもつことになろう。ブールスの業績は多くの問題点を含みながらも、そうした概念分析の上でひとつのモデルとみなすことができると思われる。

〔参考文献〕

アヴィセンナ、五十嵐一訳『医学典範』「科学の名著」Ⅱ　朝日出版社
ミシェル・フーコー、神谷美恵子訳『臨床医学の誕生』みすず書房
H・T・エンゲルハート、加藤尚武・飯田亘之監訳『バイオエシックスの基礎づけ』朝日出版社
S・スピッカー、H・T・エンゲルハート他、石渡隆司他訳『新しい医療観を求めて』時空出版
S・スピッカー、石渡・酒井・藤原訳『医学哲学への招待』時空出版
石渡隆司「健全と健康の間」、中川米造編『哲学と医療』弘文堂

医学の哲学は可能か

――岐路に立つ現代医学――

はじめに

医学哲学という言葉は、主として医学の理論化の試みを指す語として一八世紀のフランスでは比較的頻繁に使われていたが、最近ではむしろ医学の理論や実践に見られる基本的構図の批判的吟味を意味する語として用いられるようになった。アメリカの著名な医学史家O・テムキンによると、アメリカの文献に「医学哲学Philosophy of Medicine」という言葉の定義が最初に現れたのは、一九五〇年代のことで、そこで著者のシュモフスキーは医学哲学について、「医学をその全体性において考察する科学であり、医学哲学がなすべきことは、人間、社会、国家、医科大学などにおいて、医学がどのような役割を果たすのかを明らかにすることである。医学哲学には全医学史が包含される」と規定している。

アリストテレスやガレノスに典型的に見られるように、もともと医学と哲学の間には何度か統合の試みがなされたとはいえ、全体として見れば対立的な時期も少なくなかったことは認めざるを得ない。すでにローマ人ケルススは医学の「学」としての出発を、ヒポクラテスが医術を哲学から引き離した時点に見ようとしている。また近世の歴史について見れば、両者が時を追うにしたがって疎遠になっていくという傾向を見せていたことも否めない。

一七世紀末までは、医学者の多くは同時に哲学の研究者でもあったし、医学者と哲学者との関係はまだガレノス以来の親近性を保持していたが、デカルトによる心身二世界の分離は、相互に独立した二つの人間学への道を準備することになった。たとえばデカルトに続いてこの軌道を大胆に押し進めることになった『人間機械論』の著者ド・ラ・メトリは、哲学者であることよりも医師であることに一層大きな誇りをもっていて、「医師だけがこの国において有益な哲学者であり、……他の哲学者たちは怠惰なのらくら者にすぎない」と述べている。この言葉の背後には、世界を純粋な認識対象として理解するたんなるエピステーメ（認識知）ではなく、テクネー（術の知）をより優れたものと見ようとするホモ・ファベル（制作人）としての自負が窺える。

生物学は、たとえばゲーテの場合に見られたように観察と分類とを主要な特徴とし、人文的世界と自然的世界との接点の役割を果たしてきたが、一九世紀初頭以来、物理学や化学にならって、生命現象の法則的理解に向かい始めた。それに伴って、医学も急速に科学としての新たな方法を模索し始めたのである。

一　観察医学から実験医学へ

医学を物理学や化学と並ぶ理論的な科学とするための方法的基盤の確立者として、第一に挙げられるべき存在は、クロード・ベルナールであろう。ここでは、まずフランスにおける医学哲学の伝統に新たな批判的視点を導入したジョルジュ・カンギレムの分析を手引きに、ベルナールの発想を辿ることによって、医学哲学の概念考察のひとつの手がかりとしたい。

カンギレムは、観察の医学から実験の医学へというベルナールの発想のうちに、伝統的なヒポクラテス医学への挑戦の気概があるとして、ここに近代医学の出発点を見出している。実際ベルナールは、観察医学が受動的で博物学のような記述に終始するのに対して、実験医学は能動的で、創造的であることを強調して次のように述べている。「観察医学は病気を見、観察し、説明するが、病気そのものに到達することはない」。それに対して、「実験医学は生きた自然を科学的に支配し、それを人間の利益になるように征服することを可能にする」。

カンギレムによると、ベルナールの発想の転換と改革が目指したものは、病気の治療を使命とする医学(médecine)と、その理論的根拠となってきた病理学(pathologie)とを、自らが構築しようとしていた生理学(physiologie)という、生体の平常活動法則を扱う科学に従属させること、すなわち病気と健康を別個の状態として捉え、その一方にだけ目を向けていた医学を、生理学を通して連続的な展望のうちに捉え直すことであった。それが可能になれば、医学(医療)はそのつど過去の類似した経験に頼ることなく、つねに客観的で確定した判断基準と方法で病気に臨むことができるはずである。

ベルナールの生理学理論が現代医学に伝えた最大の遺産は、個々の病気についての捉え方を質的な概念から量的なものに変えたことであろう。カンギレムは医学におけるこの変革の意義を重視し、ベルナールに、病的な現象を量の概念に置き換える可能性について確信させたものが、糖尿病に関する研究であったことを指摘している。糖尿病の生理は、正常な場合でも一定の範囲で血液中に含まれている糖分が、その範囲を超えて増加することや、糖分が必要以上に血液から排出されて生体に病的な現象を引き起こすことで知られる。したがって血液中の糖分の一定の限度量が「正常範囲」の基準となり、それを超える量的過剰が「異常」として確定される。生体のうちで起こる病的な現象が、ひとたび正常な値からの量的な隔たりとして捉えられることになると、外部から生体に侵入する異物を病気と同一視する根拠はなくなる。たとえば細菌は生体内部にある種の異常を引き起こす病原ではあっても、病気はあくまで生理現象の示す異常な値によって理解されるから、外部からの異物を病気そのものとみなす「病気実体論」を避けることができる。

しかし、ベルナールは、生体内で生じている現象がたとえ原理上は物理・化学的法則に従っていると考えていたとしても、それらが生体外の対象のような均一性をもっては現れないことを認めており、とくに人間の個体差に無神経であったわけではない。それどころか、同一の生理現象についても正常と異常を分ける基準はきめ細かく適用されなければならないと考えていた。性別や年齢、身長、体重のほかに、「体質」と呼ばれてきたような個人的特徴にも配慮が必要なことを強調している。しかし、現実の生体が執拗に個体差を突きつけてきたとしても、それらの差異は究極的には、正常や異常の範囲を注意深く移動させることで対応が可能になると考えていたと思われる。

こうして、医学は生体の「内部環境」を「外部環境」から理論的に自立させることができ、真のデテルミニスム（決定論）を完成する展望が開けることになる。もともとベルナールの用いたデテルミニスムとは、医学に科学としての実証的な基盤を確立するために、医学が取り扱う対象を実験によって確かめうる現象の範囲、すなわち現象そのものに直結する原因もしくは条件だけに限定し、実験的には知りえない背後の原因といったものを科学の研究対象から除外することであった。

医学はそのようにして他の自然科学とともに、いまや統計学を基礎とする数量科学の系列に属することになった。生理的現象を一定の測定値で表すというベルナールの敷いた軌道は、血中の糖分に続いて血圧や肺活量、血液の沈降速度、心電図、脳波、各種の基礎代謝などに進み、それぞれが生体の正常から異常を識別する客観的な指標として加わることになった。

二　細胞病理学説と高度医療機器の開発

ベルナールに続いてウィルヒョウの細胞病理学に関する理論は、病気をそれが生じている特定の部位（疾患部位）に位置づけ、さらに疾患部位の細胞の変異として捉えることに道を開いた。そのことにより、近代医学は病理学を介して再び観察を重視する解剖学と機能を重視する生理学とを結びつける役割を果たした。そこでは近世初頭に天文学と並んで近代物理学の先駆的領域であった光学理論の成果が、顕微鏡の発達を通して、病理学の飛躍的な発展を可能にしたのである。

一九世紀末から二〇世紀前半にかけての医学の歩みは、ベルナールやウィルヒョウをはじめとする基礎理論の確立者の思想が、かれらの後継者によって一層細部まで整えられて、一般の臨床領域にまで急速に広がっていく過程であったと見ることができよう。

生体内部の化学的な変異をさまざまな計測装置によって数量的に捉え、生体の各部位や器官の内部まで視覚的に捉えることによって、病人の症状や徴候を、さらには病人自身にさえ気付かれないような病変をも外部から実証的に捉えることを可能にした臨床医学の軌道は、二〇世紀最後の四半世紀に入って一挙に加速度を増していったことは周知のとおりである。

医薬品の開発に続いて、さまざまな診断や治療の機器が臨床医学の内容を一変させることになった。電子顕微鏡や走査顕微鏡は生体そのものの内部を見る代わりに、そこから取り出された細胞の微細な基本構造やその機能を疑いようのない形で視覚に突きつけた。カメラを小型化する技術の成果は、生体の管状の部位の深部にまでカメラを挿入し、外部からのわずかな光でそれらの内部で生じている細胞や体液の運動をじかに観察することを可能にした。また、フィルムに映し出される陰影のコントラストによって、臓器の上に生じている異変を見ようとする放射線診断技術は、各種の電子機器とくにコンピュータの能力と結ばれて、その解析精度を一変させた。ＣＴスキャナーという名称でよく知られている、コンピュータによる画像解析装置の開発は、生体のほとんどどこからでも内部の断層写真を撮ることを可能にした。さらに肝臓、膵臓、胆嚢などの臓器の内部情報に適した超音波画像診断機（エコー）の開発がこれに続いた。

こうした一連の診断機器の威力を象徴するようなものとして、ＮＭＲまたはＭＲＩ（核磁気共鳴断層画像法）と呼ばれる総合診断機器が八〇年代に入って登場した。現在、大病院といわれる機関の大半がすでに使用しているこの機械は、強い磁場のなかに生体を置き、これに高周波を当てることによって生体のあらゆる部分に行き渡っている水素原子（水分）に含まれるエネルギーの放出状態を把握し、それを画像に変える装置である。もともと生体は、外部世界との接触を通して絶えず新たな物質やエネルギーを作り出しているが、ＭＲＩは臓器や器官のそのような活動状態、とりわけ人間的な働きを示す脳や中枢神経系の働きを細胞内部の化学反応を通して知り、それらのデータをさまざまな分析用のシミュレーションを用いて画像に表示することのできる画期的な診断機器といえよう。

こうして現代医学の診断基準は、先に挙げた生理学的検査データと並んで、生体の内部を隈なく捜査して集められた情報とその分析に基づいて、実証的で精度の高い診断を下すことが可能なものとなった。

各種の検査データをもとに病気を正常からの量的変異として捉えることは、今日では医学のあらゆる分野でもっとも普遍的な視点として確立されている。医学知識とは、いまや正常と異常を測るさまざまな基準と同義であり、しかもそれらの基準値は病気の性質や対象となる生体の部位に応じて細かく規定されており、そうした基準は医学的測定手段の高度化に伴ってますます増えていく一方である。したがって医師は、それぞれの専門分野に関して相次いで定められる基準についての夥しい量の知識を所有することが要求されてくる。

いまや医学はその理論においても臨床の場面においても、他の諸科学の成果を十分に摂取し、それらの科学を総合し得る最大の学術分野として君臨しているかに見える。

三　健康・病気概念の医学言語化

健康と病気という人々の日常的な経験が、今日では医学を通してさまざまな検査データの数値や画像の示す意味に変換され、日常の言語とは異質の専門用語によって新たに解釈し直されている。また、その解釈は、現代を代表する文化価値として次第に社会に受け入れられるようになってきた。しかし、医学研究が生体の諸現象のなかへと深く入り込み、個体の身体を細部の構造や生理的機能に還元することによって、そのつど理論的にも臨床的にも成果をおさめていることは認められても、そこに人間の生命や身体をひとつの像に還元するような視点があるかどうかは疑わしい。換言すれば、個々の研究の方法や成果を「医学」というひとつの語で表現し得るような統合的な思考を見出すことは困難である。臓器移植に端的に表れたような身体観を現代医学のひとつの典型とするならば、それぞれの部位について個別的に研究された構造や機能の総和から浮かび上がるのは、せいぜい何十回か改訂増補された『人間機械論』の新版のようにしか見えない。人々が医学研究の成果の上に「医学的人間学」を見ようとしても、そのような実証性を離れた「メタ・フィジオロジー（生理学を超えた論証）」は、もはや医学の研究態度でも課題でもない。

今日では、現代医学の研究活動は、たんに「医学（メディシン）」と呼ばれることはほとんどなく、「生物医学、生体医学（バイオメディシン）」または「医科学（メディカルサイエンス）」と呼ばれ、医療行為（メディカル・プラクティス）や健康管理（ヘルスケア）などの実践的活動から区別されていることは周知のとおりである。しかし、その理論的な側面にだけ注目したとしても、そこには多くの異なった考え方やレベルや対象への接近方法が混在していて医学研究の全貌を一層わかりにくいものにしている。たとえば今世紀後半の生物学研究の画期的な成果のひとつに挙げられている遺伝子構造の発見は、生物の成長の仕組みが、一方では極微細菌から人間にいたるまでほぼ均一の構造でできていることを明らかにしたが、同時にその同じ構造が種や個体によって複雑さのレベルに違いがあること、また個体によってその組み合わせが異なることを明らかにした。この二〇年ほどの間に多くの成果を挙げた免疫学やアレルギーについての理論は、生体に防衛機構の仕組みがあることを認め、この機構の適切、もしくは過剰に反応する働きを通して、生物学的個体性という新たな視点を導入した。

こうした生物医学の新しい成果が、それ以前の研究の到達点に比してどのような意義をもつかをわれわれに気付かせてきたのが、医学史研究を踏まえて現代医学の諸概念の分析に取り組む哲学者であったことは余り知られていない。テムキンの分析は、少なくともそれぞれの時代の医学研究の底流にある思想史的な潮流を通して、現代医学の目指している方向を浮き上がらせることに貢献している。また、カンギレムは二〇世紀の医学研究の成果が、基本的な部分でベルナールの設定した軌道に沿って進んでいることを立証しながらも、なお多くの点でベルナールの枠組みを超える考察を含んでいることをいち早く認めている。

アメリカの分析哲学者クリストファー・ブールスは現代医学の主要概念を分析し、その成果を総合して、健康と病気についての客観的で記述的な規定を作ろうと試みている。ブールスによると、それぞれの生物種の生命活動は、その種に固有の「種の設計図」によって一定の目標に向けられているという。そこから彼は、その目標への合致が「正常」、それに反するものを「異常」とするという規定を提唱する。

ブールスの見解に対しては、生命倫理学の旗手の一人であるT・エンゲルハートが、病気概念を相対的なものとする立場から鋭い批判を加えている。それによると、健康・病気の概念はたんなる純粋な記述概念ではなく、したがって超時間的・科学的に規定し得るものではない。健康・病気の概念の記述はつねに評価を含んだ予期を伴う、歴史的・文化的に規定された社会的概念なのである。両者の見解の対立の基本的な部分は、ブールスが医学に科学としての一定の自立的な枠組みを認めようとするのに対し、エンゲルハートは医学の存立の基盤そのもののうちに社会・文化的な価値観との密接な関係が組み込まれていると見る点にある。

科学の発達の過程では、科学自体の論理的展開によるよりも、科学者やその集団の共通理解の基盤となっている理論的枠組の方が、より重要な契機をなすことを立証したトマス・クーンのパラダイム理論を当てはめれば、そこからは医学の発達にとって医師という集団の果たした特異な役割が浮かび上がるかもしれない。また、医学的知識が人々の身体経験を医学的なフィルターを通して見させるように仕向ける「医学化（メディケーション）」の作用に注目すれば、「医学的知」の増大を、ある種の権力構造の一環として捉えようとするミシェル・フーコーの分析の意味が理解できよう。それらの視点とともに、現代医学の、自らの力に対する過信とその力に対する人々の盲信のうちに、宗教的権威に代わり救済者としての位置を占めようとしている医学の驕りを見ようとするアメリカの医学哲学者S・スピッカーの指摘も加えておかねばなるまい。

むすび——医学の哲学の課題

本稿において、現代医学の治療分野における多彩な成果にほとんど触れることがなかったのは、それを過小評価してのことではない。それどころか、医学の理論研究の本来の意味もそこで問われなければならないであろう。しかし、ここでは主としてバイオメディシンとしての医学の現状に焦点を当ててみたかったのである。ところで、現代医学の論理からすれば、治療とは基本的には、異常と診断された状態を正常といわれる範囲に引き戻すことだということになろう。しかし、臨床的には異常とされたもののことごとくが治療の対象になるわけでもないし、また治療が可能だというわけでもない。もともと、正常か異常かという理論的な基準設定と臨床的な判断との間には、本質的に異なる動機や関心が関与している。現実の医療は、この二つの別の秩序に属する精神の営みが、互いにその動機や関心を結び合うことによってはじめて、その役割を十分に果たすことができることは古くから知られている。

現代の生物医学的な理論の科学性が際立っていればいるほど、その理論と実践的な関心との結びつきについては二重の意味で問題が指摘されなければなるまい。理論的な関心がそのまま実践的な関心と結びつく場合には、医療行為は生物学の実験と区別がつかなくなる恐れが出てくる。また両者がそのままでは結びつかないとすれば、医学の意味や役割や影響について反省的考察を加えるために、医学史や広い意味での人間学的な教育の工夫が図られる必要があろう。生物医学研究は、その仕事の出発点が個々の患者の具体的な病苦の体験にある以上、あらゆる医学的概念の考察は、患者の体験そのものに戻して吟味されなければならない。患者の権利の拡大や終末医療への取組み、医師・患者関係の再構築もそうした反省の深まりの上ではじめて現実のものとなろう。

現代の医学教育が、専門的な知識技能の習得のためにさまざまな工夫と改善を試みているのに比して、医学知識を実践的な課題へと戻すための人間学的な課題についてはきわめて無関心であることは、現代医学の方法や成果にもっとも深い理解を示しているカンギレムさえ言及しているところである。欧米に比して自然科学と人文科学との間の断絶の著しいわが国においては、その両者を結ぶ教育が一層必要とされるであろう。

現代医学は人間の身体に介入し、これを自らの意図に沿って操作する有効な技術（マニピュレーション）を手にしたことによって、すでにその影響は社会の隅々に及んでいることはもちろん、人々の身体観や価値観、また道徳観など個人の内面にまで及んでいる。その巨大な力は人間の健康や長寿、これまで不治とされてきた病気の治療、さらには不死への願望と結びついてますます増大の一途を辿ることが予想される。そのような医学に対しては、たんに行政的な監視や規則といった社会制度的なものにとどまらず、その構造の本質に迫る哲学的な関心が振り向けられ始めている。この十数年の間に、世界各地の哲学者たちが医学上の問題を主題として取り上げ始めた理由は、医学がまさしく現代という時代と社会の最も重要な問題をそのうちに含んでいるという認識が生まれてきたからにほかならない。

〔参考文献〕

S・スピッカー、H・T・エンゲルハート、石渡隆司他訳『新しい医療観を求めて』時空出版
ジョン・マクナマーズ、小西嘉幸・中原章雄・鈴木田研二訳『死と啓蒙——一八世紀フランスにおける死生観の変遷』平凡社
ジョルジュ・カンギレム、滝沢武久訳『正常と病理』法政大学出版局
クロード・ベルナール、三浦岱栄訳『実験医学序説』岩波文庫
クロード・ベルナール、長野敬編・小松・金森他訳『動植物に共通する生命現象』「科学の名著」第Ⅱ期9　朝日出版社
ウィルヒョウ、川喜田愛郎解訳・梶田昭訳『細胞病理学』「科学の名著」第Ⅱ期2　朝日出版社
H・T・エンゲルハート、加藤尚武・飯田亘之監訳『バイオエシックスの基礎づけ』朝日出版社
トーマス・S・クーン、中山茂訳『科学革命の構造』みすず書房
ミシェル・フーコー、神谷美恵子訳『臨床医学の誕生』みすず書房
S・スピッカー、石渡・酒井・藤原訳『医学哲学への招待』時空出版

慢性疾患と医療の限界

――社会に開かれた医療のための提言――

一　序論

多くの医療指標が示しているように、先進諸国では近年、急激な疾病構造の変化により、いわゆる「慢性疾患」患者の比率が増大してきている。疾病構造のそうした変化を惹き起こした主な要因としては、(1)近代医学の技術革新により各種の疾患に対する治療法の改善がなされた結果、また、特に感染症に対する医薬品の及ぼした効果によって、急性疾患の治癒率が急速に高まったこと、(2)前項の要因も加わって、平均余命が著しく延長され、高齢化社会が到来し、老人性の疾患の割合が増大したこと、などが挙げられている。

ところが、こうした医学統計上のデータとの関連においてばかりでなく、一般の医療現場においても頻繁に用いられる「慢性疾患」という語は、今日の医学のパラダイムのなかでは明確に規定された概念ではなく、たんなる通俗的な用語として扱われ、現在刊行されている主要な医学辞典、医学総論のテキストの項目にほとんど見当たらないのが現状である。現代医学体系のなかで、「慢性疾患」とは特定の疾患を指示する名称ではなく、むしろ「慢性○○炎」などのように、症状や徴候の持続もしくは周期的反復を特徴とする、ある種の疾患に付けられた接頭語的な役割を与えられているに過ぎない。

一方、医療現場においてはもちろん、医療をめぐる日常的な会話のなかで頻繁に用いられる「慢性疾患」という語、ならびにその概念は、病いにかかわる広い経験のうちに根ざしながら、現代医学の理論的枠組みを超えて現実に重要な機能を果たしているのである。さらに、たとえ医学的に吟味されたものでないとしても、慢性疾患という用語が指示する問題領域は、個々の病者の身体的側面だけではなく、心理的、社会的、精神的な側面、換言すれば実存のあらゆる領域に関わりをもっている。したがって、慢性疾患患者への対応もたんに医学的な観点からだけでは十分ではなく、問題ごとに多くの関連領域との多面的な連携が不可欠であろう。

以上のような視点から、この小論では「慢性疾患」という語の概念について、歴史的、社会的側面から点検し、慢性疾患患者に対する対応に向けての新たな枠組みについて考える。なお、「疾患」という用語は一九世紀後半以降の近代医学の分類学的概念に対応する訳語であり、それ以前の経験・観察に基づく伝統医学の概念とは多少異なっているので、この小論では、伝統医学に言及する場合には「病気」という語を用いることにする。

二　慢性疾患概念の歴史的変遷

ヒポクラテス医学における慢性病

慢性病という用語そのものは、すでに「ヒポクラテス全集」のなかのいくつかの箇所、とくに『箴言』『流行病』の第六、第七巻、『急性病の摂生法』などに、十数箇所散見される。「ヒポクラテス全集」のなかの「慢性病（nosema makron）」という語は、もう一方の「急性病（nosema oxsy）」の対概念として用いられている。しかし、急性病という語が「全集」の多くの箇所で広く用いられ、その概念も明確にされているのに対して、慢性病に関しては概念的な規定はほとんど見られず、全体として急性病でもなく、流行病でもないという消極的な位置づけにとどまっている。その理由には、もともとヒポクラテス医学が急性病に対する治療を第一の課題とし、次いで流行病への対応を重視しており、慢性病の治療については医術的というよりは社会的、倫理的見地から論じられることが多いことによると考えられる。『急性病の摂生法』のなかの次の文章は、ヒポクラテス医学のそうした姿勢をよく伝えている。「ところで、わたしがもっとも賞賛したい医師というのは、非常に多くの人々の生命を奪う急性病の治療にかけて、他の医師たちよりとりわけ秀でている医師のことである。急性病とは昔の人々が胸膜炎、肺炎、せんもう性熱病、灼熱病と名付けた病気と、その他これらに類する持続的熱病のことである。ひとつの悪疫が広く流行している場合は別として、いろいろな病気が散発的に発生している場合には、急性病による死者の数が、その他のすべての病気による死者の合計数を上回るからである」。

ここに見られるように、ヒポクラテスは急性病をいくつかの熱性疾患に共通の病型として記述している。それに対して慢性病に関しては、必ずしも特定の病名が挙げられておらず、たんに病状が持続するという一般的な性質だけが問題とされている。結局のところ、ヒポクラテスの慢性病に関する言及は、患者や医師が対応を誤ることによって、治癒の困難な状態へと移行するような病気が存在することを確認しているにとどまっている。ヒポクラテスの医学は、『神聖病』に端的に示されていたように、病気にはそれぞれに固有の自然的原因があり、それらの原因は原理上説明が可能であり、したがっていずれの病気も医師の適時・適切な対応によって治癒し得るという前提に立っている。われわれはそこに、ヒポクラテスと、それ以前の自然哲学的医術理論とのはっきりした違いを見出すことができるのである。

しかしまた、「全集」で慢性病について言及されているわずかな箇所からも読みとれることは、患者への倫理的対応についての忠告、すなわち、患者への対応を間違えることによって、患者の病気を慢性的なものにしてしまうことのないように注意すること、またすでに慢性化した病気をもつ患者の上に、ある種の症状が見られた場合には生命の危険について注意を払わなければならないという、ヒポクラテスの医師たちに対する忠告である。こうした臨床的な文脈のうちで語られる一見消極的な言辞のうちに、われわれは「少なくとも損なうな」(do no harm, at least) というヒポクラテスの医療倫理命題が反映されているのを見るべきであろう。

病気を症状の持続、回復までの時間的な長さによって分類するヒポクラテス医学の根底には、(1)病気のような現象も生物そのものと同様に自然的な存在として固有の本質をもち、したがってその変化は時間のリズムで捉えられるとする自然観、(2)病気は体液の調和が崩れたために生ずるもので、それに対しては確かな医術を身につけた医師の適時適切な処置だけが治癒させることができるという確信のほかに、(3)病気には医術の力を超えた治癒し得ない性質のものがあり、そうした病気に対しては、的確に判断を下し、必要以上の医術を控えなければならないとする社会的・経済的判断があったと考えられる。

ここでわれわれが、プラトンの『国家』第三巻の有名な一節を思い出すなら、こうした合理的思考が前五世紀のギリシアの自然観だけでなく、ポリスの社会・経済的状況をも反映していたことを理解できるであろう。プラトンは『国家』第三巻で、ソクラテスの口を借り、体育教師であったヘロディコスが体育と医術を混ぜ合わせたやり方で、自らの不治の病いのための延命術を編み出し、ひたすら療養のうちに日々を過ごしながら老年まで生きながらえたことを批判した後で、「すべて善き法秩序のもとにある国民は、その国において是非ともなさねばならぬ仕事が一人一人に課せられていて、一生病気の治療をしながら過ごすような暇はだれにもない」と語らせている。

結局のところ、ヒポクラテスは医学の果たすべき役割の範囲を限定して、治療が不能と考えられた病者の取り扱いを社会に委ねた。その結果、ギリシア医学の合理主義的自己限定を補うものとして、古代ギリシアにおける医神アスクレピオス信仰の急速な発展を見たと考えることができる。

ローマ期、とくにケルススの『医学論』における慢性病

イギリスの医学史家のチャールズ・シンガーによると、急性病と慢性病についてはじめて本格的に論じたのは、二世紀の医学者エペソスのソラーヌスである。ソラーヌスは古代から伝わる唯一の、いたって簡単な『ヒポクラテス伝』を残していることで知られているが、『急性病と慢性病について』というかれの書物は、古代の医学者によって引用された一部の断片を除いて現存していない。しかし、ソラーヌスとほぼ同時代のローマの文人、ケルススの『医学論』第三巻で扱われている急性病と慢性病についての論述から、われわれは慢性病に関するヒポクラテスとソラーヌス、もしくはケルススとの間にある、数世紀の隔たりを読みとることができる。

ケルススはギリシア人が「病気を急性病と慢性病の二種類に分けて理解しようとしてきた」ことを紹介し、学者によって異なる種類に入れられているような第三の種類の病気について述べた後、さらに「ある病気は致命的なものではないという理由で急性病に分類することもできず、また適切な治療がなされれば治癒し得るから慢性病とも言えない」として、病気の第四の種類を設けることを提唱している。そこでは、慢性病はいくつかの特定の病気と結びつけて理解されており、そうした病気の患者に対する、診断、予後、治療に関する記述と並んで、慢性病の患者を扱う上での道徳的な問題についても若干触れられている。

ケルススによる病気の分類を要約すると、⑴急性的なもの。青年がかかりやすい。他の病気に比して死の危険性が高い。医師の適切な対応がもっとも求められるのはこうした病気である。⑵慢性的なもの。長い間、同一の症状で経過するか、もしくは同様な症状が反復する。死の危険性は必ずしも高くはない。合併症に気を付ける必要がある。老人がかかりやすい。⑶医師によって見解の分かれている病気。⑷どちらでもあり得る病気、となる。

こうした分類の基準となるものは、病状の継続する時間的な長さと死の危険性である。慢性病が患者をただちに死の危険に直面させるわけではないが、治癒が困難であるという点で、共通する病気群を慢性病として分類していたと見ることができる。治療法に関しても、急性病か慢性病かによって分けられるべきことを述べている。ケルススは「急激で激しい病気には激しい治療が、穏やかな病気には穏やかな治療が必要である」とし、慢性病に対して過激な治療を避けることをすすめている。また慢性病患者に対しては、必要な栄養をとらせること、気分をリラックスさせるような船旅、転居、スポーツ観戦など種々の心理的治療についての注意や工夫を述べている。

ケルススに見られる慢性病への細やかな対応には、ヒポクラテスの論述を大きく超える観点が窺えるが、ここには、ケルススの生きた二世紀のローマの市民社会に生まれ始めていた個人主義的な風潮が作用していると考えられる。さらに、当時の医学のパラダイムに対するケルススの決して冷ややかではないが、いく分懐疑的な視点のうちには、医師ではなく、文人であったケルススの批判的な精神が働いていたと見ることができよう。

そうしたケルススの独自な視点を示すためには、次の二つの箇所を挙げておけば十分であろう。医術が必ずしも医師の予測通りの結果を生まないのは「医術はもともと推論的な術であり、多くの場合に期待に応えてくれはするが、時には欺くのがその特徴である……治療のために考案されたものが時には何か有害なものに変わることもある」（第二巻6・16）。さらに第七巻の序文でケルススは外科医術に関して、「この治療法の効果は他の治療手段によるものよりもはっきりしている。というのも、他の治療術においては幸運が大いに関わっていて、同じ治療が時には治癒をもたらし、時にはまったく効をなさず、治癒したのは医術のためなのか、頑健な身体のためなのか、それとも幸運のためなのかが疑われるからである」。

日本の医療史における慢性病

周知のように日本の医療史は、古代の神道的な自然観の浄・不浄を基礎とする祭祀的医療から、天皇の重篤な病いの治療のために五世紀末に百済から医師を招いて以来一般化した、中国・インドを中心とする外来の医学・医術の輸入の時代へと大きな変貌を遂げた。一四世紀に、もっとも学術的な医療集団を主宰していた福田方の医師、有隣は、日本に輸入された医書の数は、上古に限っても四八九六冊が知られており、その後に入ったものについては余りに多く、それらを数えることができないほどである、と書いている。また有隣は、自分たちに知られている病気の数は特殊な奇病を除いても一八〇〇に達するとしている。外来文化の摂取、咀嚼に多くの時間を必要とした時代に、数百年間で急速に日本に流入した医書の多くは個々の医師や医学学派の権威づけに用いられはしたが、その多くは未消化のままにとどまり、わが国の医学の理論発展の土台となるにいたらなかった。症状の名称や分類には観察者の目で見られたものと、病者自身の苦痛から取り出された言葉とが並列している上、全体としていくつかの異なる視点からの命名や分類が混在していることなどから、当時も複数の学派が存在していた様子が窺える。

また、蘭学による西洋医学の流入以前の医療文献のなかに、慢性病に当たるような言葉を見つけることはできないが、症状の持続や治癒の困難な病気については「大病」とか「長患い」といった、患者の体験に基づく用語がそのまま使われていることはあった。それらの日本の医療の特徴を挙げると、(1)自然現象と心理現象とが必ずしも明確に区別されていない。時間、空間の認識など全体的な自然認識の構造が西洋医学とは異なる。(2)医師という職業的な存在の誕生が遅れ、多くは僧医、儒医であった。かれらが出会う疾患の多く、またかれらに救済を求める患者たちの多くは慢性的な病いに苦しむ患者たちであった。(3)インドにおいて、ついで日本において医療は仏教の積極的な介在によって普及したが、仏教における医療の中心的な思想は、「慈悲」にあり、慈悲を受ける対象となるのは、主に長く病苦に悩まされている人々であった。

生老病死の四苦を、ほぼ同等な人間苦として位置づけた仏教的世界観、その仏教思想を基調とする無常観に裏付けられた日本的な死生観からは、積極的な医学の理論的基盤は発達し得なかったが、代わりに看護の哲学が育まれていた。長期の療養を必要とする患者たちを保護し、世話をすることを仏教徒は最大の修行と考え、そのことに積極的な意味を与えていた。大多数の僧医にとっての任務は、患者の治療よりは、看護を通して得られるべき自らの救済を得ることであった。したがって、看護に関してもっとも重要とされたことは、命を長らえさせることではなく、病者の苦しみをやわらげ、その心に救済への希望をもたせることにおかれていた。

そうした看護の思想を伝えている文書のひとつとして、日蓮宗の僧、日遠（元亀三年～寛永九年、西暦一五七二年～一六四二年）に帰せられている『千代見草』から、いくつかの箇所を紹介しておこう。

日遠は本書の上巻で人生の無常と、人々が仏法に従って臨終に備えるべきことを説いた後、多くの仏典を引用しながら、仏道修行にとって、病人を看護することがどれほど大きな意義をもつかについて、次のように述べている（以下の引用は筆者による現代語訳である）。「本気で死後の救済を心掛けようとする人は、何よりも病人を看病すべきである。仏道修行の道には様々な方法があるとはいえ、看病に優る功徳はあり得ないと思われる。……一人の病気が早く治るのも、また本来治るような病気が治らないのも、もっぱら看病人の心がけ次第である」「後の世のことを考える人は、出家した人であってもなくても、その人が親類縁者であっても他人であっても、病気であるならば真剣に考えて、慈悲心をもって看病しなければならない」。

看病人の心がけに関する日遠の細やかな教説は、薬や食事の与え方や、病人の持ち物を勝手に使用することへの戒め、言葉による慰め方など、病人の心理へのさまざまな気遣い、さらには病人を救済に導くための心得にまで及んでいる。特に、次に引用する臨終間近な病人を見舞うときの注意は、『千代見草』がどれほど優れた看護の手引き書であるかを物語っている。「看病人であれ、見舞いに来た人であれ、病室に入るときには、まず部屋の外で十分に気を静めてから病室に入らなければならない。病人のそばに寄ってからも、さらに気を落ち着かせて、病人の弱っている気持ちを自分の気持ちのなかにしっかりと受け止めてから、言葉をかけるようにしなければならない。病室の外の健康人の気分で、いきなり語りかけることは病人の気持ちに相応しくなく、よくないことである。全体として、病人のそばに近寄るのはせいぜい三人から五人までで、それ以上多いのは、いたずらに騒がしくするだけで、決してよいことではない。だから見舞いに来た人をすべて病室に入れたり、全部の人に病人と話をさせたりするべきではない」。

日本の医療史について見るとき、「慢性病」は治癒することのできない、もしくは困難な病気、難病とほぼ同じ意味であり、医学の分類上の概念ではなく、むしろ患者の苦痛への社会的同情が基礎になった「大病」「長患い」という日常的な言葉で表現されていた。それらの患者に対する対応も、多くは各地の寺院に付属して建てられた救護院などの施設と、そうした施設と結びついた看護活動によって社会的になされていたのである。

三　慢性疾患と現代社会

慢性疾患と現代医学のパラダイム

日本に西洋医学が紹介されるまでの、中世から近代初期までのわが国における慢性病をめぐる状況は、中世の西洋における状況と多くの類似点が見られる。その理由は、両者がともに医療と宗教との強い結びつきを保っていたことからも窺えよう。『中世の医学』の著書ハインリッヒ・シッパーゲスは、一七世紀までの西洋医学は基本的に、(1)健康の科学としての生理学（res naturalesまたはregimina sanitatis）、(2)病気の科学としての病理学（res contra naturales）、(3)治療の科学としての治癒論（res neutritatis）の三つの分野から構成されていたことを述べ、この三番目の健康と病気の「中間の領域」（neutral-state）こそ病人と医師とが、医学の用語によってではなく、人々の日常的な言葉で出会う場所であったとしている。したがって、治療の分野においては病人の観察者であり、医学の専門家である医師の言葉と、自らの苦痛の体験を語る患者の言葉と、共通の理解の基盤であったことを示している。

西欧においては、一九世紀後半以降（ミシェル・フーコーによれば一八世紀の終わりの数年間以降ということになる)、医学はその理論的な枠組みを根本から変えることになった。「健康」「病気」という概念は「正常」「異常」という概念にとって代わられ、病気の科学であった「病理学」は健康の科学である「生理学」に還元されることになった。病者の体験と結びついていた病理学が、物理・化学的な因果性を原理とする生理学と同化することによって、現代医学は患者の体験的な次元の時間や言語と切り離されることになった。

トーマス・クーンの『科学革命の構造』によって明らかにされたように、現代科学は他の理論体系との共存を受け入れない完結的な理論的枠組の上にできあがっている。こうしたパラダイム論は現代医学にもそのまま妥当すると思われる。慢性疾患という語が現代医学のなかで、学問的にはほとんど重要な位置を占めていないのは、現代医学のパラダイムの下で、疾患概念から個体の実存にかかわる時間概念が脱落し、機械的に測定される物理的時間は問題になっても、患者の個的経験としての時間はほとんど無視されているためであると考えられる。

慢性疾患と難病

今日では、一般に慢性疾患と分類されている疾患のうちの多くが、「難病」(intractable disease)と言われる難治性の、原因不明の疾患からなっている。より正確には「難病」とは慢性疾患のうち、とくにその発症の原因がわからず、治療がきわめて困難で、患者の身体的、心理的、社会的な生活の全般に深刻な影響を及ぼすものについて、国家等の機関が特別に認定したものをいう。難病患者は多くの場合、運動機能と関係する神経系統の障害をもち、長期間の療養と濃厚な介護とを必要とする。そのため患者はもちろん、家族や周囲の精神的、経済的負担はいたって大きく、しばしば個人の負担し得る限度を超えている。慢性疾患を難病とあえて区別するとすれば、難病には治癒困難な疾患という点では慢性疾患と共通する部分があるが、個々の難病にはそれぞれ他の疾患と区別することの可能な特別の症状もしくは病型が見られるのに対して、慢性疾患は類似する疾患と区別するだけのはっきりした違いのないものも多く含まれるという点にあろう。

次に、そうした難病への対応に医療を超えた視点を導入するために、ここで難病のひとつの典型である筋ジストロフィーのデュシェンヌ型と言われる進行性の疾患を取り上げてみたい。周知のようにこの病気は、男子にのみ発症する劣性の遺伝的疾患とされており、多くは七、八歳で発症し、筋の無力症状が始まり、次第にその症状が進行して、やがて歩行が困難になり、夜間の寝返りを打つにも介助が必要となるほど生活のすべての面で介護者に頼らなければならず、一般には三〇歳前後までしか生きられないと言われる。この進行性の筋ジストロフィーの患者たちが、病気との闘いもむなしく相次いで病院で死亡していくのを座視し得ず、自分たちのクオリティー・オブ・ライフを高めるために、一九八七年に仙台市郊外に難病者だけで一緒に暮らす共同生活の場を建設した。患者の組合をつくり、社会との関係を密接にし、自らの生活実態を素材にして、書物の出版や映画を製作し、社会から相応の関心と援助を受け、多くのボランティアの協力を得ながら活動している。「ありのまま舎」と名付けられたこの共同宿舎には、重症筋ジストロフィー患者をはじめ脳性麻痺症患者など、脳神経系の難病患者八名が入所したが、それから八年たった今日、症状の進行を止めることはできなかったとはいえ、これまでに一人の死亡者も出していないことは特筆に値しよう。この事実は、社会から隔離された病院の生活環境が、ある種の慢性疾患患者にとって適していないことが示唆されている。「ありのまま舎」の成功、また患者自身が新たに企画設計し一九九四年に開所したホスピス型療養施設は、まさしくこうした理想を患者自身の経験を通して導き出し、設立の理念に盛り込んだものである。こうした施設の成功を可能にする最後の決め手は、地域社会の道徳的基盤であろう。多くのボランティアに依存するこの種の施設は、地域社会の住民たちの積極的な協力なしには維持し得ない。そのためには、医療がこうした患者に対する対応に関して自らの医学的限界を認め、その上で社会の協力を自ら呼びかける役目を担うべきであろう。

慢性疾患とＱＯＬ

アメリカのバイオエシックスの旗手の一人である、Ｓ・スピッカー教授は、安楽死を扱った示唆に富んだ論文のなかで、リハビリテーション施設の在り方に関して、その道の専門家であるエイブラムソン博士の次のような言葉を引用している。「施設における人間的な治療環境が、長期間のリハビリテーションの結果に好影響を与える」。さらに「機能障害の患者に対しては、社会の現実との対応や社会との動的な関係を欠いているために、失敗のおそれのあるような一般的な治療を施すべきではない」。そしてとくに「不必要で因習的な病院の規則を排除し、患者の自己決定権を尊重すること」と「患者と家族との密接な連携の維持、患者と治療者間の連携、さらに患者と治療者の共同体や病院と地域共同体との穏やかな接点の維持」の必要を挙げている。われわれはすでに、ケルススが慢性病の患者に対して過激な治療を行わないように警告していたことを見たが、フランスの医学哲学者カンギレムも、一九世紀の半ばにフランスで出版されたリトレとロバンの編集になる『医学辞典』中に、「安楽死」（euthanasia）の反意語として「苦痛死」（cacothanasia）という項目があることに注目している。そこには「病気を癒すことが期待できないのに、強い薬剤を含むあらゆる治療を施し、結果として患者を死にいたるまで苦しめるばかりでなく、その死を早めさせてしまうようなある種の医師たちの悪弊」という説明がなされているという。ここからもわれわれは、慢性疾患や不治の病いに対する医学処置には、一定の限界があることを学ばなければならないであろう。

慢性的な疾患の患者に対するこれまでの検討から、われわれは少なくとも次のような結論を引き出すことができるであろう。(1) 慢性疾患はもともと医学そのものにとっては周縁的な領域であって、そうした患者に対する対応には社会との間に役割の相互補完的な関係が成立していた。その結果、慢性疾患患者の取り扱いにはそれぞれの時代や文化の人間観が色濃く反映されているといえる。(2)長期間の療養を必要とする患者たちには、身体的、心理的、社会的に必要な援助とともに、彼らの潜在的な自立への志向を尊重し、彼らの自立を促すようなあらゆる方途を患者自身とともに目指していくべきである。こうした対応はたんに医療だけの仕事ではなく、人間の尊厳と価値を追求するすべての関連領域が相互に協力して行うべきものであろう。(3)医学は本来完結した理論体系である必要はなく、人間生命の現実に対して開かれた、それゆえ現実的経験からの要請につねに応じうる柔軟な理論に立っていることをこそ誇るべきなのである。それぞれの国や民族のうちにある道徳的な伝統は、そうした医療への対応のうちで生かされ、その成功例は世界的、普遍的な形式に発展すると思われる。

〔参考文献〕

ヒポクラテス、近藤均訳『急性病の摂生法について』「ヒポクラテス全集」第1巻、エンタプライズ
ヒポクラテス、石渡隆司訳『神聖病』、前記「全集」第2巻
プラトン、藤沢令夫訳『国家』「プラトン全集」第11巻、岩波書店
ケルスス、石渡隆司訳「医学論」『医事学研究』第1号所載、岩手医科大学医事学研究会

富士川游『日本医療史』、岩波書店
日遠「千代見草」『近世仏教の思想』「日本思想体系」第57巻、岩波書店
H・シッパーゲス、大橋博司・浜中淑彦訳『中世の医学――治療と養生の文化史』人文書院
G・カンギレム、滝沢武久訳『正常と病理』法政大学出版局
石渡隆司「健全と健康の間――概念史的序論」、中川米造編『哲学と医療』所載、〈講座「人間と医療を考える」〉第1巻、弘文堂
S・スピッカー、石渡隆司・酒井明夫・藤原博訳『医学哲学への招待』時空出版
G・カンギレム、金森修監訳『科学史・科学哲学研究』法政大学出版局

近代科学の揺籃期における医学の一側面

――ヨアヒム・ベッヒャーに見る――

はじめに

ミシェル・フーコーの『臨床医学の誕生』によると、現代医学は一八世紀の最後の数年間に生じた「医学的眼差しの転換」によって、経験の学から理論の学へ、観察の学から理論と実験の学へと変化したという。一九世紀の医学は、近代の学問のうちで最初に自然神学から独立し、科学的探求のモデルとなった物理学を範として、生体の活動とその異常に関する理論を体系化しようとした時期であった。

フランスのハビエル・ビシャからクロード・ベルナール、パストゥール、さらにはドイツのウィルヒョウなど一九世紀の医学理論の歴史は、その評価の是非はともかく、近代医学のパラダイムを不動のものとして築き上げてきた過程であった。

こうした医学をも含む近代科学の歴史は、はたして、いわば一義的な形で展開したものなのか、それとも、そうした傾向が決定的になる以前のある時期までは、もっと多様な可能性をもち、その展開次第ではかなり違った別の方向へと発展する可能性をもったものであったのかという問は、ひとり医学史上の問題に限らず、およそ歴史の大きな転換点を考える上で重要な視点であろう。

そうした観点から、この小論では一七世紀に生きた一人の医師、ヨアヒム・ベッヒャーの多彩な活動を通して、近代初頭の科学の揺籃期に、医学がどのような領域の活動に結びつけられていたかを考察してみたい。

一　ヨーハン・ヨアヒム・ベッヒャー（一六三五〜八二）の略伝

ヨアヒムベッヒャーは、ルター派新教徒の息子として、神聖ローマ帝国内の自由都市シュパイヤーに生まれた。一六四八年、三〇年戦争の終結によるヨーロッパ内の旅行が可能になったのを機に、母、兄とともにシュパイヤーを離れ、スウェーデンのストックホルムに赴き、数学と自然学を学んだ。すでに一六四三年に父が死亡しており、母の再婚相手の縁故でストックホルムに滞在したのである。その間にクリスチーナ王女の学問サロンに何度か出席する機会を得、そこでデカルトの哲学講義にも出席している。その後一六五二年に、当時、医学教育の先進地であったオランダのライデンに移り、解剖学と外科学とを学ぶ。それからの数年間を医学の傍ら、錬金術と機械製作に関心をもち、一六五五年には神聖ローマ帝国皇帝フェルディナンド三世のもとで、数学者として仕えながら、金属鋳造、永久運動機械の開発計画に従事した。

一六五八年以降マインツに移り、選帝侯でかつ大司教であったヨハン・フィリップのもとで機械開発設計を継続。一六六〇年にようやくマインツの宮廷付きの医師兼数学者に指名される。一六六一年、マインツ大学医学部職員を前に講演し、医学士としての正式称号を受ける。同年、マインツ大学医学部教職員となると同時に、同大教授の娘マリア・ヴェロニカと結婚。一六六三年、二八歳で医学部教授の地位を与えられる。その後の三年間を医学書の執筆に打ち込むが、医学を含む新時代の科学知識への関心とその社会的実践への思い止みがたく、バヴァリアの選帝候フェルディナンド・マリアに宮廷医として招聘されたのを機に、科学の統合や、学問の理論と実践との統合に意欲を燃やす。バヴァリアにおけるかれの活躍は、ファウスト的な全人的知識人としての面目躍如であった。一六六六年、ウィーン出向中に、ある論争に巻き込まれてバヴァリアに戻れなくなり、以後数年をミュンヒェンで、自然学や国家財政学に関する著書を執筆して過ごした。その間オランダやロンドンを訪問し、各地で当代一流の学者たちと交流。その中にはライプニッツもいたことが知られている。一六七〇年以降は、神聖ローマ帝国通商顧問という肩書でさまざまな科学の成果の実用化や科学雑誌の発刊など、科学知識の普及、研究条件の整備に努めている。以後一六八二年、四七歳でロンドンで客死するまで、現代の学問の名称でいえば、数学、医学、物理学、化学、倫理学、機械工学、金属工学、財政学、経済学、商学、統計学、図書館学などに関与し、それらの学の統合に尽くした。

二　医学の実践と家政学

ベッヒャーによると、医学はつねに実践の要素を含んでいる。医学は自然神学と倫理神学とを、実践を通して社会に実現する実践知である。一七世紀には、一般には医学もまだ伝統的理論の優位の状況が続いていたが、パラケルスス以後、急速に医学の実践の中心となった外科医の仕事は、理髪師＝外科医という社会的位置を抜け出て、臨床に関わるすべての人たちが等しく医師と呼ばれるようになっていた。ベッヒャーは、医学はたんに教養的知識と経験に頼りながら個別的な実践をすることではなく、実践を通して知の統合化を担うべき新しい役割をもつと考えていた。しかし、そうした「知の有機的統合」という医学の自覚と役割は、大学の医学部内よりは、多様な社会的課題に直面していた宮廷医のなかから生まれていた。官廷では、医師は科学者を代表する立場であり、数学はもちろん、機械の設計・組立・使用に関する知識や指導、化学元素の知識と簡単な実験装置の工夫やその実用化への段取りなどを取り仕切っていたのである。一七世紀の人々の心理に生じた最大の混乱は、新しい自然観の登場による中世的・神学的世界像の分裂であった。医学には、そうした分裂した諸学を結び合わせて新しい世界像を提示してくれるものという期待がかけられていたのである。ベッヒャーはマインツ大学医学部講義のなかで、「医学は自然の三つの王国である動物、植物、鉱物を理解すること、ならびに、これらの王国の領土から、いかに有効な薬剤を抽出するかについての知識からなっている」と語っていたが、後に医学の知は必然的に家政学（oeconomia＝現在の用語では経済学）をその応用の分野として含んでいることに触れて次のように書いている。「家政学は、確かな生活必需品と食料に関する（in certo victu & alimentatione）理解と知識からなるが、それは次の三分野の理論と実践とを含んでいる。すなわち、①歴史年表学（chronologia）。すべての事柄にわたる生活暦を含め、正しい記録の保存、特定の個人や公の契約上の取り決め事項、それに、②生活に関する観察（speculatio de victu）、ここには〈言語学や神学に関わる事柄〉〈数学や自然学に関する事柄〉〈政治、軍事、哲学に関する事柄〉〈医学や錬金術に関わる事柄〉が含まれる」。

家政学の実践の最後のものとして、③〈生活の実践（praxis in victu）〉がある。それは、生活を維持するだけの知識ではなく、それを越えて富と活力、すなわち生活資源を手に入れるために上述のようなすべての知識

の追求を可能にするための手段なのである。そのように「家政学」はすべての理論的ならびに実践的な知識と

結ばれており、それゆえまたベッヒャーの錬金術師、機械製作者、数学者、医師としての活動も、宮廷の家政

全般に関する見通しと実践に関係していたのである。

三　医師の任務と行政官の仕事の関連性

以上のように、ベッヒャーの果たした注目すべき役割は、家政の助言者として宮廷の財政運営に関与するこ

とはもちろん、領地内の経済全般についての指導や助言であった。三〇年戦争後のドイツにおいてはどの地方

も、戦後の社会復興と経済回復に結びついた新たな秩序を求めて、医師に理論と実践とが結びついた新しい時

代の知識人（homo novus）の姿を見たのである。したがって、「宮廷医」（hof-medicus）は多くの場合、宮廷

における重要な行政官としての位置を兼ねていたのである。

理論と実践を結びつける独自の総合科学ともいうべき分野を確立した後、かれの活動は生きた政治の舞台へ

と移っていった。すでに医学教授としての最初の講義のなかでベッヒャーは、医学が国家を治めるための重要

な部分であることを認めさせることに努めていた。一六六一年、ベッヒャーは官廷における政治的な場面で自

分の発言権を相応しく確保するために、医師という職業について繰り返し、次のように規定していた。「私は

自分の職業を医師であると考えているし、また、私の著作もそのような肩書で書いてきた。ここで、もう一度、

何が私を政治的な事柄に関与させるのかという問題を取り上げるなら、それは私がこうした政治的事柄に関し

て、ちょうど理性が個々の問題について考えていく場合と同じだけの材料を、個別的な知識としてもっている

からである。というのも、理性が関わるのは一般的な法であるが、〈民衆の健全さこそ最高の法であるべし〉(salus populi suprema lex esto)[1]と言われているのだからである」。

ベッヒャーは当時の西欧社会の知識人にはお馴染みのこの言葉を、法の世界から医師の職業や患者との関わりに適用した上で、さらに自らが身体の政治学である、医療・福祉を重要課題とする政治に関わる必然性を主張したのである。ベッヒャーの医学学位と医学界における地位は、宮廷医としてのかれの立場を強化するのに貢献したことは疑いないし、かれの自然諸学の学理への精通は、ベッヒャーが後に主として関与することになったさまざまな機械の開発や設計への従事に対しても、理論の実践への応用として理解される土壌となった。

マインツの宮廷でのベッヒャーの活動は次第にその範囲を広げていき、一六六二年には、司教座聖堂参事会員であったヒュルステンベルクのディートリッヒ・カスパルとともに、会社設立の特別認可を申請している。その設立の目的には、手工業、製粉業、貿易活動などを通して、マインツという都市国家の活性や繁栄に寄与することが挙げられており、そこでは先のキケロの言葉「民衆の健全さこそ最高の法であるべし」が、会社経営の理念を象徴するものとして引用されている。それまで地方国家の領主の財政はもっぱら領地内からの収入によって支えられていた。そのような内部にだけ頼る国家財政(cameralia)に対して、ベッヒャーは外部から収入を得る道である通商貿易(commercia)の利益を、国家財政の経常収入に取り込もうと考えたのである。しかし、バヴァリアの財務担当者はこうした案に対して懐疑的であったから、ベッヒャーはそうした抵抗を排して計画を実行に移すため、自らさまざまな手工業製品の開発に手を染めることとなった。

先に見たように一六六四年、バヴァリアの選帝侯であったフェルディナンド・マリア(Ferdinand Maria)は、マインツの選帝侯である大司教の宮廷に勤務していたベッヒャーを、バヴァリアの宮廷付き医師兼数学者として自らの宮廷に招聘した。バヴァリアの宮廷はマインツ選帝候の宮廷よりかなり規模が大きかったうえに、かれの託された仕事内容も宮廷の行政全般に結びつくものであった。

バヴァリアでの六年間は、その後のベッヒャーと比べてもっとも活動的な期間であった。宮廷でのベッヒャーの仕事は、宮廷内の医師としての仕事や領地内の健康や衛生の管理指導のほかに、領内の食料と生活必需物資の生産、不足分の外部からの調達、領内で生産される主要産物の生産や消費の予測、輸出計画と輸出先の確保、植民計画にいたるまで、領内の政治課題のことごとくに関与しかつ助言することに及んでいた。ベッヒャー自身もまた、この事実上の政治顧問としての仕事を自らの本領と考え、外に対してはバヴァリア政府代表(commisarius)を名乗るまでになっていたのである。

四　知的情報の媒介者としての医師

今日では、こうした行動を医学もしくは医師の仕事の一部と考えるには、余りにその本分から掛け離れていると見えるであろう。しかしまた、このようなベッヒャーの多方面にわたる活動のうちに、硬直した理論体系への依存からの脱皮を目指し、広く社会的な実践を通して新しい理論基盤の拡張を目指していた一七世紀の医学のひとつの姿を見ることができる。

ベッヒャーのこうした多彩な活動を、かれ自らがどのように意味づけていたかを示す象徴的な言葉を探すとすれば、おそらくは中世ドイツ語のKundtschafftがそれに当たるであろう。あえて現代的な言葉で翻訳するとすれば「情報媒介者」とでもなろうか。このドイツ語は現代ではKundschaftと綴られ、その意味も商業上の

「顧客」に相当する。しかし、ベッヒャーの時代にはこの語は、はるかに広い包括的な意味に用いられていた。多くは相手に対する好意に基づいて、相手に情報を与えたり、相手の必要を推察したりすることと結びついていた。したがって、正確な報せやニュースを手に入れること、広範な知識、貴族階級の認知を得ること、証人から得ている証言、文書に書かれていることとは違う口述情報のキャッチなど、およそ確かな、しかもこれまでは未知であった新しい情報の伝達を意味する言葉であった。ベッヒャーは自らをそうした新鮮な情報の伝達者として、新しい人間関係のなかに入っていき、そこに経済交流を含む全人的関係を構築しようとしたのである。

ベッヒャーがこのKundtschafftという言葉をそのような意味に使用していたのは、もともとこの語が、パラケルススの影響のもとにあった錬金術的色彩の濃かった一七世紀前半の医学学派において、医師でもあった哲学者（the physician philosopher）の知恵や洞察力、すなわち、試行的経験知（experientia）を意味する言葉であったことに由来している。

パラケルススは科学（scientia）を「自然対象のうちに現れた力」と規定した上で、「医師は自然からその力を盗み取り、その力とひとつにならなければならない」と述べている。すなわち「医師は科学を病気の治療を試みるために適用し、その試みから経験知（experientia）を手に入れる」。パラケルススにおいても理論的な科学と経験知との関係を結ぶものがKundtschafftであった。パラケルススが高度な知を意味するために用いたこの語を、ベッヒャーはより広く、多様な生産・商業における知的情報の授受を意味する「生産関係の知的媒体」に用いている。ベッヒャーによって、医学と産業とは「知的情報」を通して成り立つ人間関係の構図において相互に共通する性質をもち、ともに自然と倫理に関する知恵によって支えられなければならない領域と考えられたのである。

むすび

ベッヒャーの多方面にわたる活動については、ヨーロッパ社会においてはその生存中から知られていたようである。たとえば、ライプニッツの書簡集のなかにも、未亡人となったマリア・ヴェロニカに宛てて、ベッヒャーの評価に触れた書簡が知られている。ベッヒャーについての研究書は決して多いとはいえないが、一七世紀の科学や文化に触れた研究書には、いくつかの異なる分野で、ベッヒャーの思想や活動が紹介されている。そのひとつは職業教育に関するもので、とくにベッヒャーが理論と実践との結びつきを重視し、職業的技術の達成度に段階を設け、高度の水準の習得者に一定の名誉が与えられるように図るなどの提案もしている。この提案は後のドイツのマイスター制度などにも受け継がれており、近年はこの方面からベッヒャーを研究する者もわずかながら出始めている。

一九五一年、ドイツは第二次世界大戦の反省を契機として、全ドイツの地方行政の幹部を再教育する行政大学院をシュパイヤーに創設した。このシュパイヤーはまさにベッヒャー生誕の地であり、科学の成果を行政に反映させようとしたベッヒャーの志が、三〇〇年後に甦ったということができるかもしれない。(2)

ドイツでも一般にはベッヒャーは医師としてというよりは、諸科学の統合を目指した先達として関心をもたれている。けれどもまた、医学がつねに他の科学分野よりも複雑でかつ個別的な人間の生体を扱っていること、したがってまたつねに複雑な現実に対面し、そこから答を得なければならない、という点を考慮に入れるならば、知の統合を目指したベッヒャーの思想は、医学によっても受け継がれなければならない視点を含んでいると言えよう。生体の複雑な現象は、細分化された知、単純な要素に還元された知によって説明されることは本来、不可能と思われるからである。そうであれば医学は必然的に、諸学の統合の役割を自らのうちに含むことになろう。医学に理論と実践との統合の役割を見たベッヒャーの思想は、ひたすら細分化の方向に進んでいる今日の医学に対するひとつの警鐘とも言えるのでなかろうか。

〔注〕

本稿の主題であるヨアヒム・ベッヒャーについての記載内容の大部分は、Pamela H. Smith：*The Business of Alchemy – Science and Culture in The Holy Roman Empire*, Princeton University Press, 1994 の本文ならびに注の記述に負っていることをお断りしておく。

(1)このラテン語の言葉はキケロの『法について』から取られている。

(2)一九九四年、シュパイヤーの行政大学院大学前学長、カール・ベーレット氏を会長とするヨアヒム・ベッヒャー協会が誕生した。一九九六年一〇月、たまたま同大学院を訪問した筆者に対して、カール・ベーレット氏は日本人でベッヒャーに関心をもつ者が現れたことに驚きと喜びを表し、早速、数ページからなる最新の研究材料を送ってくれた。

複雑系と全体知の回復

はじめに

二〇世紀の終わりを眼前にして、現在、世界のいたるところで大きな変革が進行しつつある。あるいは、変革のためのさまざまな試みがようやく始まったばかりというところもある。いずれにせよ、ここ数年来、いよいよ二千年という歴史の大きな転換点にさしかかっていることをひしひしと実感せずにはいられない。五年前には、日系アメリカ人フランシス・フクシマの書いた『歴史の終り』という本が日米両国でベストセラーとなり、終末論的な話題がひとしきり新聞雑誌の紙面を賑わせたことはまだ記憶に新しい。

ちょうど百年前の西欧では、一九世紀末から今世紀の初頭にかけて、文学や芸術の上で、それまでの古典的な伝統や表現形式に反逆したり、終末論的懐疑や絶望を色濃く映し出したりする「世紀末的」風潮が世間を不安な気分にさせていたことも周知のことであろう。

しかし、いまわれわれが経験している「世紀末」は、たんに一世紀の終わりというだけではなく、千年という歴史の一大単位の転換である。千年という単位は、古来、キリスト教に「千年周期説」(millenariaism)という歴史観があり、キリストが昇天してから千年目に地上に再来し、まず義人が復活して、地上にキリストの君臨する平和に満ちた千年王国が誕生し、その後も千年単位で一般信徒の復活や、神による最後の審判が続くという説を唱えた。

目下の千年期末は、たんに頽廃的風潮というような、暗いだけの、いわば一過性の社会現象にとどまらず、もっと根本的な文明的変革が兆しているように思われる。それを、あえて一言で言えば「近代の終焉」ということになろうか。いや、むしろそこには、ある面ではよりポジティーブな「新時代の幕開け」の徴候さえ感じられるように思われる。

近代という時代は、人間の内側の問題に主たる関心を注いできた中世的時代精神とは対照的に、西欧文明に主導された人々の関心は「精神の外側の世界」へと向けられ、その関心はやがて物質的豊かさの追求という基本的な構図となってその歴史を形成してきたが、いまこの構図があらためて根本から問い直され、再構築が求められているように見える。こうした変革を求める動きは、いうまでもなく科学の領域、広く学問の世界にも例外なく押し寄せている。この流れのなかで、医学・医療が今後どのような変革の波に晒されるのかについては、内外の専門家の見解はまだほとんど定まっていない。

この小論は、そうした変革の渦を、医学そのものに焦点を当てるのではなく、医学を含む科学全体の動きを反省的に捉えることによって、側面から医学の進んでいる方向を探ることを目指している。そうした試みのための手がかりとして、ここでは近年「新しい科学」（emerging science）として注目を集めるようになった「複雑系」（complex system）という概念と、それを生み出してきた人やそれを説いている人々の問題意識を取り上げてみたい。

一　複雑系の先駆としての「ゲーム理論」と「システム理論」

科学の理念や方法について関心をもつ人々の多くは、おそらくはなんらかの形で、この二、三年の間に急速に語られるようになった「複雑系」（complexity, complex system）という言葉を耳にしたことがあるに違いない。一九九二年には、こうした言葉を生んだ科学者集団とその研究活動を物語風に綴ったミチェル・ワールドロップの著作『複雑系』（M.Mitchell Waldrop: *Compexity; the emerging science at the edge of order and chaos*, published by Sim on & Schuster）がニューヨークで出版されて以来、国内の新聞雑誌でも時折、この言葉を眼にするようになった。さらに昨年六月にこの書物の邦訳が出版されるに及んで、この言葉はいまや一部の人々の間では、仲間同士の会話にはなくてはならぬ言葉のひとつになっている感さえある。

もちろん、こうした世間の関心の背後には、人々がすでに感覚的にその必要を感じ始めている「新しい時代の知」を盛るための「新しい革袋」への期待があることは否めないであろう。同書によると、「複雑系」という言葉は、もともとアメリカのニュー・メキシコ州に設立された非営利のシンクタンク「サンタフェ研究所」と、その前身に当たる「ロスアラモス国立研究所」に集まったさまざまな分野の科学研究者たちの共通の関心と成果を総括する象徴的な用語であった。この組織に当初から関わっていた研究者の一人、ブライアン・アーサーは、複雑系という概念を「多くの要素があり、その要素が互いに干渉し合いながら、なんらかのパターンを形成したり、予想外の性質を示すが、次いでそこに形成されたパターンや性質自体が各要素そのものにフィードバックするようなもの」と規定している。

ここで使われている「要素」の元の英語にはエージェント（agent）が使われているが、この言葉はもともと一九二八年にハンガリーの数学者フォン・ノイマンが、複数の競技者の参加するゲーム中に演じられる、参加者間の駆け引き、作戦、利益分配などの行動を理論化した、いわゆる「ゲーム理論」のなかで、そうした行動を演じる個々の主体を意味する言葉であった。それぞれの主体には、ゲーム全体を有意なものにするための一定の自律性（自発性）と目的志向性が含まれている。つまり、個々のエージェントはこのゲームに参加することによって、おのずからひとつの全体的な方向や秩序を形成するための役割を担う結果になるのである。

このゲーム理論は、後にドイツの法社会学者N・ルーマンの「システム理論」と並んで、コンピュータのネットワーク開発などに重要な影響を及ぼしたという点で、複雑系理論の先駆的役割を果たしてきたと思われる。システム理論は当初、人間の行為と環境との間の定常的な関係を維持するための理論と考えられていたが、最近ではなんらかのシステムのもつ自律性や動的非平衡の側面の研究が多く見られるようになっている。また、組織における個々の成員の自主性と相互依存性、共同性をどう調和させるかなどの問題に深く関わりながら、生命、精神、社会などの諸領域の現象を統合的に理解するための指針となることを目指してきた。

そうした流れを受けた「複雑系」思考法は、今世紀最後の三〇年ほどの間に急速に開花した、諸科学を横断的に統合しようとする一連の理論を集大成する思想的ネットワークに成長する可能性を秘めていると思われる。

二　複雑系と知のパラダイムの転換

複雑系なる発想が、サンタフェに集まる研究者たち、なかでもその中心人物の一人であるアイルランド出身のスタンフォード大学教授であったブライアン・アーサーの頭に浮かんだのは、これまでに方法的基盤の確定している科学の理論では説明のつかないさまざまな自然・社会現象が、われわれの身近なところに余りにも多く見られるようになったことに対する疑問に端を発している。そうした疑問とは、たとえば次のようなものである。「生命とは何か。それは特別に複雑な炭素化合物にすぎないのか。それとも、もっと精妙なものか」「心とは何か。脳という三ポンドのただの物質の塊はどのようにして感情思考、目的、自覚といった、言葉にしがたい物質をもたらすのか」「そしておそらくもっとも根本的なことだろうが、なぜ無ではなく何かが存在するのか。宇宙はビッグバンという無形の爆発体から始まった。そしてそれ以来、熱力学第二法則が説くように、宇宙は無秩序、崩壊、衰退へと向かう無情な傾向に支配され続けている。にもかかわらず、宇宙はさまざまな規模の構造を生み出してもいる。銀河、恒星、惑星、バクテリア、植物、動物、脳。一体どのようにして？」。

こうした疑問の内容を一見すれば、人はこれらが本当に真面目な科学者の発した問であるかを疑いたくなるであろう。あるいはむしろ、そのような児戯に類した疑問を出して、徒らに詮索をしたがるのはきっと哲学者のやることに違いないと思うかもしれない。事実ここに挙げられた疑問のうちのあるもの、たとえば「存在と無」の問題は、哲学が歴史的に引き継いでいる根本的な問でもある。ブライアンも言うように、これらの問に共通していることは、ただひとつ、これまでは「誰にもわからない」と教えられてきたことなのである。世間的には、科学者と哲学者との間には、問題の取り上げ方に本質的な違いがあって、科学者は、哲学者のように最初から答ができないことがわかっているような問を立てることはしないものだと考えられている。けれども、こうした問に対して答えることが、「人間理性の証明能力を超えたことである」と明確に指摘し、科学にその証明可能な範囲を明示したのは、一八世紀の哲学者のカントであった。しかし、論証分野における理性の限界を示すことは、ある意味では科学を物理学的な証明モデルの枠組みに固定させる遠因になったといえるかもしれない。

また、時代精神と科学の方法論との関連については、すでにトーマス・クーンが『科学革命の構造』によって、ある時代の科学は、その領域に関わるすべての人によって承認されている一定の解釈や方法に立脚しているから、その枠組みを無視した科学は存在し得ないことを論じている。クーンはそうした枠組みを「パラダイム」と名付けた上で、科学が新しい方法論に転換することは枠組み全体を変える、いわば革命によってしか起こり得ないとするいわゆる「パラダイム理論」を提唱した。「複雑系」は科学の枠組みを根本的に見直すことを目指している点でこれまでの、まさしく科学の革命であるといわねばならないであろうし、その影響の及ぶ範囲は文明全体の変革に通じることになろう。

近代という時代の知は、科学がまず未知な現象に対して挑戦し、一定の知識を獲得する。その後から哲学が科学の知とその方法について、意味や限界を明らかにするという仕方で展開してきた。しかし、いまや、われわれは未知なものについてだけでなく、既知と思われていたものについても、人々の現象に対する問そのものの性質が変わることによって、新たな疑問の前に立たされていることを実感し始めたのである。

三　複雑系と自己組織化のシステム

現象的な現実とそれを説明する理論との間の次第に大きくなる開きに対する疑問、そしてとくに身近なところに見られる、生命や精神の関わる精妙で組織的な現象と、それとは対照的に硬直化した科学理論の還元主義が、かれらにこれまでの科学の枠にとらわれないで、現象を解釈する新しい方法を求めさせたのである。ブライアンによれば、現代までの科学の現象理解は、物事を「基本的要素」に分解し、物事の性質をそれらの要素の性質に還元して説明する、「還元主義」に依存してきた。

それに対して「複雑系」の研究者たちは、あえて先のような素朴な問こそ人間の知的関心を絶えず刺激して、新たな発見に導くものだと考える。すなわち、このグループの人たちによれば、先のような問には、よく見ると多くの共通点があることに気が付くはずだという。すなわち、これらの問のすべてが、「複雑な」システムと関連しているということ、そして、「複雑な」とは、「おびただしい数の独立したエージェントがさまざまなやり方で相互に作用し合っている」という意味である。さらに、どの場合にも共通なのは、まさに「こうした相互作用の豊穣さが、システム全体の自発的な自己組織化を可能にしている」点である。

かれらはまた、こうした複雑な自己組織化のシステムを「適応的」と呼ぶ。そうしたシステムには、たんにある出来事に受動的に反応するといったことではなく、むしろ積極的にすべての出来事を利益に変えようとする、より自発的で、より活動的なダイナミズムが見られるからである。つまり、「複雑系」は世界の現象をいっさい予測不能な、たんなるカオスに帰すのではなく、たとえば脳のような、われわれの身近に見られる複雑に組み合わされシステム化された存在のうちに、秩序と混沌という相反する状況を特別な平衡に導く力を見る。

このような活動こそ「複雑系」と呼ばれるに相応しいもので、その力は「カオスの縁」とも呼ばれ、システムを構成している各要素は、自らのうちに「秩序にかたくなに固定もされていなければ、また分析して混乱もしていないような状態」を作り出している、と考える。

したがって「複雑系」は、自己組織化のシステムを、固定した秩序においてではなく、ダイナミズムの相のもとに捉え、しかもそのダイナミズムに破壊ではなく平衡を導く力を見ている点で、近代科学を支えてきた「熱力学第二法則」と相容れない思考を含んでいる。「熱力学第二法則」では、自然状態のもとではすべての物体の間で、熱が高いものから低いものへと移動し、ついには完全な均衡状態に達する。同様の理由ですべての存在はエントロピーが次第に増大して、ついには完全な崩壊状態となりカオスに帰すことになるのに対して、「複雑系」は自己組織化への一種の進化を見ているからである。

自然や社会の諸現象を理解するためになした、かれらの近代科学の公理からの脱却、現象への新たなアクセス、システムに関する新しい切り口は、八〇年代の終わり頃から、研究所の外の一般の研究者の間にも広がっていく傾向を見せていたが、とくに生物系と経済学という領域の研究者たちに、もっとも多くの同調者を見つけることになった。

「複雑系」の理論化の試みが、現象をダイナミックに捉え、自己組織化の作用のうちに「適応的」で「すべての出来事を自己の利益に変える力」を見るということからも、この新しい思考が熟していけば、経済学にとってきわめて魅力的な理論となる可能性を秘めていることは明らかであろう。事実、「複雑系」への関心はいままでは、経済や社会科学関係の人々のうちに急速に広がっているし、そのことを通して、これまでは直接には結びつきをもたなかった、生物学分野と経済学をはじめとする社会科学の分野とを、同じ問題意識で結ぶ役割をも果たしていくと思われる。

四　複雑系の七つの知

ところで、「複雑系」というこの新しい知はいったい何を対象とし、そこからどのような成果が得られるとしているのか。それを要約するために、ここでは、本稿に着手したのとほぼ同じ時期に出版された『複雑系の経済学』のなか、日本総合研究所の田坂広志氏の「複雑系の七つの知」といううきわめて示唆に富んだ論文の紹介を中心に、若干の私見を加えるという形で述べることにしたい。

この書物は、「複雑系」の思考に注目し、それを経済理論に積極的に取り入れていこうとする経済学の専門家に、医学界でもっとも注目されている「免疫学」の大家も加わった対談や論文集である。先の田坂論文には「デカルト的パラダイムからの脱却」と題する魅力的な副題がつけられていて、そこでは「複雑系」をなんらかの法則や理論として捉えるのではなく、むしろ新しい知のパラダイムという意味で「複雑系の知」と呼ぶことを提唱している。田坂氏はその上で、「分析」「予測」「管理」などのキーワード群に依存するこれまでの社会科学の発想の根本的な転換を求め、「複雑系」によって開かれる、知の転換の七つの局面について以下のように要約している。(1)全体性の知——分析をするのではなく、全体を洞察する、(2)創発性の知——設計・管理をするのではなく、自己組織化を促す、(3)共鳴場の知——情報共有ではなく、情報共鳴を促す、(4)共鳴力の知——組織の総合力ではなく、個人の共鳴力であること、(5)共進化の知——トップダウンでもなく、ボトムアップでもない、(6)超進化の知——法則は変わるし、また変えられる、(7)一回性の知——未来を予測せず、未来を創造する、である（ここでは田坂氏の要約のうち、「……せよ」という表現を、「……する」に変えた）。

第一の「全体性の知」は、生体の例を用いれば、「細胞」が集まって「組織」ができ、組織が集まって「器官」ができ、器官が集まると臓器になるが、上位のものは下位のものとは違った性質を獲得するにいたる。この例を経済的な場面に適用すれば、個々の消費者と、それが集まった集団と、市場の関係になる。そのように「複雑化すると新しい性質を獲得する」という特性はこれまでの科学の、分析や構成要素に還元する手法では説明がつかない。そこでは個々のものを自存を超えた関係へと結びつけ、相互に作用させ、より高度の組織へと自己編成させている全体性への「洞察」が鍵となるのである。

第二の「創発性の知」に関しては、個々のエージェントの自発的な活動が全体の秩序を自然に生み出すという思想である。しかし、ここで、人はアダム・スミスの「神の見えざる手」やライプニッツの個体論の「予定調和」を連想するかもしれない。「複雑系」が予定調和説と違うのは、未来を完成図として予め想定するのではなく、あくまで「解放系」として未知であることを前提にしている点であろう。

第三の「共鳴場の知」について田坂氏は、「複雑系」の開拓者の一人でノーベル化学賞受賞者でもあるイリヤ・プリゴジンが、自己組織化のプロセスが生じるための基本的条件として「外部との解放性」「非平衡な状態」「ポジティーヴ・フィードバック」の三つを挙げていることを紹介している。「ポジティーヴ・フィードバック」とは、簡単な言葉で訳せば「好ましい反響」とでもなろうか。田坂氏が英語のコヒアレンス（coherence）を「干渉性」ではなく、あえて「共鳴」と訳されたのも、個別的存在が全体にとっての好ましい反響をし合うような場が、自己組織化にとって不可欠な要因であることを強調するためであろう。「複雑系」はわれわれにそのことを深く認識させるのである。

四番目の「共鳴力の知」は「ミクロの揺らぎがマクロの大勢を支配する」という、複雑系が注目する特性のことである。この特性はネガティーヴにだけ働くわけではなく、小さな危機の徴候が全体の抵抗力を強化するように作用することもある。要するに、この知は上の「場」の作用面についての認識にほかならない。

第五番目の「共進化の知」は、全体と部分、外部と内部、あるいは上位概念と下位概念との関係を、一方からの作用としてではなく、相互的に見る立場である。「複雑系の知」は、自己組織化がそのような相互の共進によって可能となるという視点を提供している。

第六の知の「超進化」と訳された語の英語はメタ・エヴォリューション（meta-evolution）である。この知は従来の進化理論が生物学的領域の適用に限られているのに対して、たとえばリチャード・ドーキンスの「利己的な遺伝子」の理論に見られるように、生物学の概念は意識的、心理的レベルに拡大されて、生命現象だけでなく、さまざまな心理・社会現象の理解にも適用され得ることを示している。「超進化の知」は、まだほとんど開拓されていない集団や社会や文明の進化にも目を向ける新たな進化理論ともいうべきもので、この知を介して生物学は、民俗学や文化人類学とも相互に連携をもつことができるようになろう。

最後の「一回性の知」は、まさしく、哲学が実存や歴史の意味として扱ってきた、人間的事象の未来の予測不可能性を意味している。「複雑系」の見ている事象は、法則的な理解とは対照的な視点から、すなわち非線形のダイナミズムとして捉えられている。そのような未知の未来に対してわれわれの取るべき態度は、「いま」の動きに照準を合わせられるような柔軟にして創造的な知そのものなのである。その知は硬直化することのない「暗黙知」のようなものでありながら、たんなる観察者にとどまるものではなく、自ら創造しつつ認識を研ぎ澄ましていく「生命的な知」ということになろう。

結局のところ、複雑系によって開かれる知の地平は、田坂氏が述べているように、科学論というよりも、知のパラダイムの全面的な転換による新たな思考と、それを可能にする新たな生の姿勢への促しではあるまいか。少なくとも現在の時点では、従来のいずれかの科学分野の方法に関する新たな理論ではなく、さまざまに分かれてきた科学の再統合の可能性を展望させる重要な反省的かつ創造的視点というべきであろう。

この新しい視点への提案と促しが、いくつかの個別科学に分かれ、ますます細分化の一途を辿り、隣接分野相互の間ですら学問的議論ができにくくなっている従来の科学の諸分野の壁を破って、自然や社会や人間の諸現象を、より統合的で多角的な視野に収め、時代や文明を全体的に展望させるような、「科学の再統合」の契機となり得るか否かは、広い意味で医学・医療と関わるわれわれにとっても、きわめて大きな関心事といわなければならない。なぜなら、もしわれわれがそうした統合にいたり得ないとすれば、近代文明の生み出した知の体系は、まさしく熱力学第二法則の説くとおり、硬直化した個々の科学や組織のうちで、次第にエネルギーを失って、ついには崩壊して虚無となる運命を辿るであろうことが予想されるからである。「複雑系の知」は、そうした現状を自覚させるまたとない刺激として、知のパラダイムの転換を促す役割を果たしていることは十分に評価されてよいと思われる。

むすび――複雑系理論と医学哲学の役割

一七世紀以来近代科学文明は、可視的な世界を飾っている豊かな事象に飽くなき関心を払い続け、そこから得られた知の成果は二〇世紀に入って一挙に加速度を増し、いまや宇宙的空間の秩序から微生物の遺伝子構造にいたるまで、眼の眩むような多量の事実と情報で埋め尽くされている。

目を見張るべき多くの科学的事実にもっぱら注目してきた近代の知は、そうした事実的な事象で織りなされた精妙な秩序と、その形成の秘密、すなわち自己組織化という働きに向かうことになろう。一人一人の個人の人格の自律性やその尊厳の根拠を問い続けた哲学も、個人の自立を活かしたまま、どのようにして他者や共同体との調和を確保しうるのかを問い始め、倫理学は人間の産業的な関心と自然環境との調和へと目を向け始めている。国家と世界との関係についても、いまや個々の国家の繁栄と地球全体の平和的発展との関係が問われている。自然、人文、社会科学にようやく共通の関心が芽生え始めて、互いに結びつきを必要とし始めているのである。

こうした問題の解決には、コンピュータによる多量な情報の素早い処理と、インターネットによる情報のネットワークが、いまや研究者にとって必要不可欠の道具であるだけでなく、その進歩はわれわれの知や世界の連帯の在り方についても、次々に新しい示唆を生み出してもいる。とくに人間の生体は、世界の事象中でも多量な出来事を休みなく階層的秩序に織りあげている、もっとも微妙なシステムであるから、医学が文明の大きな潮流のなかで、諸科学の統合の上でもリーダーとしての役割を引き受けるためには、まずもって、自己の内部の多岐にわたる現象の諸理論を自己組織化していくことで、新たな発展を目指さなければなるまい。のみならず、遺伝子操作にまで辿りつき、「神の領域」に踏み込まんとしている現代医学には、「複雑系の知」の視点が不可欠となろう。医学知の多量な情報を多面的かつ動的な秩序に編成するためには、医学は周辺の諸学とはもちろん、広く人間の本質を問う他の学問領域との間の交流に積極的に踏み出さなければならないであろう。医学哲学が、そうした交流を促進する歴史的役割を担うことに意義を見出すならば、現代の社会でこれほど刺激的な仕事がまたとあろうか。

科学の次元で始まった小さな集団が、そうした人間の心の内と外とで同時に起こっていた変化の徴候を鋭く感じとって、その感性によって得られた実感に知を合わせようと努めた結果が、「複雑系」という新しい思考を生むにいたった。近代の知のパラダイムの転換を促す鐘の音が、やがていたるところで響き合い、ついには、個々の科学者が諸科学の統合の次元を意識しつつ自らの研究活動に励む日が来て、おそらくは文字どおり「ポスト・モダン」といわれる新しい時代の朝が明けるのであろう。東の空にはすでに薄明かりが射している。「千年期末」を、夜明けを待つ希望の時とするか否かはわれわれの目覚めにかかっているのである。

〔参考文献〕
トーマス・クーン、中山茂訳『科学革命の構造』みすず書房
ミッチェル・ワールドロップ、田中三彦・遠山峻征訳『複雑系』新潮社
フォン・ノイマン、下島英忠訳『二人ゲーム理論』東京図書
フォン・ノイマン、橋本和美訳『N人ゲーム理論』東京図書
N・ルーマン、土方昭監訳『システム理論のパラダイム転換』お茶の水書房
N・ルーマン、佐藤勉監訳『社会システム理論』(上・下)、恒星社厚生閣
田坂広志「複雑系の七つの知」『複雑系の経済学』所収、ダイヤモンド社

第Ⅲ部　医学哲学小論翻訳

生物学と哲学上の根本問題

パオロ・ベルナルディ著

序　論

生物学が植物・動物・人間などの有機体を生物学に固有の学問的方法で研究するのに対して、自然哲学は哲学的諸概念を用いて、有機体の付随的性質（Sosein）や存在特性（本質Dasein）を明らかにしようと試みる。したがって両者の研究上の観点が異なっており、かつ明確でもあるのに、歴史はこれらの両陣営において、さまざまな違反や境界の侵略が相次いでいたことを示している。たとえば、もし生物学者が十分な根拠となる資料を示さずに、有機体の本質についてなんらかの断言的な主張をするような場合には、哲学者が当の生物学者を非難することはおそらく正当であろう。

周知のように、すでに一八八七年にウィルヒョウは、有機体をあまりに軽々しく純機械論的に解釈しないように、同時代の人々に対して警告している。さらに、仮に生物学者が、哲学的な研究成果に対して、それが実験的に検証し得ないというだけの理由で、非科学的な神話だとして片付けるような場合には、哲学者は自分の研究の意義というものが取り違えられていると感ずるであろう。私はここで、ドリーシュ[1]のエンテレキー説を念頭に置いているのである。

他方、生物学者が、平均的な教養程度の知識しか持ち合わせていない哲学者に対して、その対象に対する無知を非難することにも、当然それなりの正当性があるのかもしれない。たとえば、ニコライ・ハルトマン[2]のようなきわめて優れた哲学者についてすら、かれの生物学の知識が不十分であるとか、かれが原子物理学の根本問題を正しく理解していない、などの批判がなされている。さらに生物学者は、哲学者がいくつかの先入観を携えて有機体に近づき、有機体の個別性を見過ごしている、として哲学者を攻撃する。こうした非難は主として概念論者たち――スコラ哲学者の多くもここに入ると思われる――に当てはまる。ここに挙げた双方の側からの相手側へのさまざまな非難にもかかわらず、いまや両方の学問領域の間での対話が切実に必要となっている。真摯な生物学者は、現に生きている有機体は、その有機体のなかで起こっている化学変化の総和以上のものであると感じているし、有機体の世界の正しい解釈は、哲学者にとってもまた、宇宙におかれた人間の自己理解にとって欠かすことのできない前提なのである。こうした背景に立って、われわれは有機体に関する事柄――内容的には上記のいずれの学問分野においても、すでに論じられているものではあるが――について、一連の哲学上の問題を取り上げたいと思う。

一　生命の誕生に関する問題

庭にいる子供は石やその傍らの花などに眼をやる。カブト虫は一気に石の上へと進んでゆき、人間は慎重にそれを踏み越えてゆく。いわゆる自然の階層性というものは子供にとって、すでにひとつの日常体験なのである。この体験のうちに感取されている自然観が正しいことを、たとえばニコライ・ハルトマンなど多くの哲学者が認めている。このことから、有機体の諸段階の成立根拠と独自性に関する問がもち上がる。その場合、われわれの住むこの地球は誕生の初期には、いかなる有機体も生存し得ない（流動する火）とでもいうべき状態であったのであるから、これらの段階説の根拠も、地球史の経過に照らして研究される必要があることは言うまでもない。さらに、こうした段階説に対する反対の根拠として、有機体を構成している、いわゆる〈基本元素〉、すなわち有機体のもっとも低い段階のうちにも見られる物質は、高度の有機的組織のなかにあっても、物理学や化学の法則に従っている、という考え方が予想される。こうした仮定に立てば、ボーア[(3)]、ヨルダン、シュレーディンガー、ハイゼンベルク、デサオアーなどが、原子物理学と生物学との関係について述べてきたことも驚くにあたらない。かれらが、多少の差はあれ一様に強調しているのは、有機体が高度の合法則性を示していること、したがって有機体の全体を考える場合には、原子物理学に当てはまる法則で片付けるのは適切ではない、ということであった。かれらのうち誰一人として有機体の発生を、たとえばひとつのエレクトロンがその軌道を交換し、そのために最初の有機体が誕生したなどと、原子物理学的に解釈しようとは考えなかった。かれらが詳細に論じているのはむしろ、すでにでき上がっている有機体やその突然変異などに関する原理理論的考察であるから、これらの物理学の泰斗たちを、生命誕生の理論に対する証人として引き合いに出すことはできない。生命の誕生についての問に対する答のなかでは、化学者と生化学者とがとりわけ強い確信を示している。一番よく知られている見解はおそらくオパーリン説であろう。かれは物質から生命にいたる飛躍を三段階に分けて述べる。

(a)有機的物質の生成

(b)タンパク質の生成

(c)新陳代謝機能をもつタンパク質、すなわち生命の発生

かれの学説は、一九五七年にモスクワで開かれた「地上の生命の起源に関する第一回国際シムポジウム」で発表されたにもかかわらず、西ヨーロッパでは疑わしいものとして反論されているし、自国のソヴィエトにおいても、しだいに懐疑的な意見が強まっている。チューリッヒのフライ・ヴィスリングによると、われわれはおそらくオパーリン説の第一の段階までは一致できるが、「しかし、その後の段階になると、どうしてかれの言うように進むのかがわからない」と言っている。化学的に見られた進化理論は、今日でもなお、まったく〈欠落要素〉だらけである。ウィーンの生物学者ベルトランフィも同じように懐疑的である。かれは「生命の誕生は以前よりも一層不可思議なものとなっている。われわれは今ではひとつの限界に立っている。根拠ありとされていた諸仮説が取り去られ、たんに自分勝手に夢想することしかできない」と書いている。事柄がかくも未知なるものであることに照らせば、この問題をすでに解決済みのものとみなしている人が少なからずいることは不可解であり、また人々は一体どのような解決で自ら満足しているのか、いよいよわからなくなる。ディングラーは、『有機体の進化』というごく標準的な著作のなかで、「有機的なものの始源は非有機的なものからの不断の移行によってでき上がったにちがいない」と書いている。私は生化学年報の記事のなかに、「生命が偶然から生ずることは、自然にとっては不可能なことではない」という奇妙な文章を眼にした。こうした事柄については、次のような問題設定こそ対象に即したものと思われる。

(a)生物学的には、どのような有機的結合が最初の有機体に一層近い前段階であるのか。(b)哲学的には、生命はこの有機的結合と対置されるなんらかの新たなるもの——たとえばアリストテレス的な意味で——であったのか。このアリストテレスの立場を現代語に言い換えれば、この有機的結合はちょうど、「家の中で用意を整えていれば、生命が玄関から客人のように入ってくる」とでも言うべきであろうか。あるいは、その最初の生命は、このような有機的結合と、それに新たに加わった複雑な機構との、いわば〈和〉でしかなかったのか。

二　生命の諸基準に関する問題

生物学者の、一般に余りはっきりとは表明されずにいる願望は生命を把握することである。それにもかかわらず、有機体を部分的現象に分断し、しかもその後になされるべき、はるかに重要な総合的理解を忘れているような種類の生物学研究は、生きた有機体というものを捉え損っている。そのために生物学者たちは、より適切な方法が見つからないままに、有機的生命の四つないし五つの特徴、すなわち、栄養摂取、成長、繁殖、種の形成、などの特徴を挙げることで満足している。最近では、有機体を環境のなかで考えるべきことが強調されている。テューレ・フォン・ユクスキュール(4)は、有機体と環境世界とは、あたかも足と大地のように互いに関連し合ったものである、と言っている。それはそうとしても、これら生命の基準とされる特徴の数がいく分か恣意的であることや、それらの基準のどれかひとつを、なんらかの重要な化学現象と置き換えるというようなことにならないのか、という疑問が依然として残されている事実を不問に付しておくことは許されない。上記の諸基準は確かに、実験する上で比較的容易に扱いうるし、正確に記述することができよう。しかしその場合、人々は同時に、有機体のもつ内在的、個別的諸特性については、それらが一般に普及している教科書的概念では正確に表し得ないとか、あるいはそうした諸特性にはなんら直接の機能上の意義がないとかの理由だけで、言及しないでしまう危険を冒すことになるであろう。

これらの従来とかく見過ごされてきた、有機体のもつ、いわば〈主体的〉特性に再び注目させたのは、バーゼルの動物学者ポルトマン(5)の功績である。一例を挙げてみよう。庭にやってくる鳥はその可憐な歌声でわれわれを楽しませてくれる。人々は鳥のさえずりを余りにも性急に交尾期と結びつけすぎる。しかしこの鳥は春の交尾期の間だけでなく、秋にも同じメロディーをかなでているのである。ポルトマンは有機体がなんらかの内面――もちろんたんに解剖学的な意味で受け取られてはならない――を具えていること、上記の例に当てはめて言えば、鳥の鳴き声は自己表現にほかならないのだということをわれわれに語っている。そこで彼が示唆しているのは、高度な有機体においては自己――人間において自我にまで高められている――も生命のひとつの特徴、しかもおそらく栄養摂取などの働きに劣らぬ重要な特徴であろう、ということなのである。さらに有機体の美的側面についても「有機体の示す色彩や所作は自然淘汰の作り出したものとは考えられない」と言っている。生理学者は特定器官の運動法則について説明するが、運動と優美なダンスとは何と大きな違いがあることであろうか。これまで講壇生物学は生命のいくつかの基準――それらはついぞ生命そのものとの明確な関係を示し得なかった――に依存していたために、哲学者にほとんど研究を割り当てることがなかったけれども、今日では事情が違ってきているように思われる。有機的形相、有機体の内面、個体性、美学などは、哲学者にとってなじみ深い概念である。哲学者はきっと仕事に取りかかることであろう。そしてグァルディニやその他の人がすでに四〇年も前に、この内部世界について語っていたことを想い出すにちがいない。

三　遺伝現象とサイバネティックスに関するいくつかの問題

植物・動物・人間の性細胞は化学的には、いずれもほぼ同一の元素と細胞構造とをもっている。この化学的に同一の物質のもとで、どのようにしてまったく違った細胞形態や有機体ができ上るのかは、これまでにも繰り返し驚嘆の念を喚び起こしてきた。この問題は、たとえば父親の病的形質がどうして息子に受け継がれるのかと考えると一層複雑になる。現代生化学はこの現象に対して光を投げかけてきた。私はそれについてごく概略を述べてみたい。遺伝形質は遺伝子であるデオキシリボ核酸（DNA）のなかに蓄えられている。DNAは自分と同じものを複製することができ、そのため、遺伝子を世代を貫いて個体の形質が一定していることの保証人とみなすことができる。DNAはさらに細胞質構造にとっても重要な役割を果している。ある遺伝子部分が活性化すると、当のDNAは特殊なリボ核酸（RNA）の合成を指令する。一方、RNAは細胞核から細胞質へと移動し、細胞質中のリボゾームに付着して、アミノ酸から作られる特定のタンパク質分子の構造を制御する。したがって、その場合に運ばれるのは遺伝子そのものではなく、いずれかの構造が決定されるための指示なのである。われわれはこうした観点から、DNAとは、遺伝情報がアルファベット文字形で記入された、一種の鋳型（コード）のようなものであること、またRNAは、自ら動く文字（メッセンジャー）のようなものであるということができる。ところで、情報の値打ちというものは、その量的豊富さにあるのであるから、A、G、T、Cの四文字しかもたないDNAの情報価値は高が知れているようにも思われる。しかし実際には、この文字は何倍にもなり得るし、この倍加された多くの文字が新しい鋳型の製作を可能にするのである。すなわち、アミノ酸の配列が化学的にきちんと決まり、したがって新しいタンパク質分子の構造も定まってくる。

この新しいタンパク質分子は細胞質の基本性質を決める上で重要である。換言すれば、細胞は細胞質の性質に従って、個々に病気に対する抵抗力の差があり、人間の場合にはウイルスに感染しやすいなどの特徴をもつ。遺伝現象に関するこの重要な見地は、ワトソンとクリック[6]によってモデル的に表現された。このモデルが遺伝学のなかで占める意義は、ちょうど原子物理学の分野でボーアのモデルがもつ意義と同じようなものであると言うことができる。生化学的な遺伝学はもちろん、遺伝現象を生化学的な方法で明らかにしているが、われわれは生化学者が遺伝子を、たんなる化学物質として見ているのではないか、という印象をもつことが少なくない。しかしわれわれは、化学的立場からだけ考察された遺伝子と、その遺伝子の果たすさまざまな作用との関係をも問題にしないわけにはいかない。再び鳥の世界の例を引けば、誰でも晩秋に南国を訪れる渡り鳥のことを知っていよう。それらの鳥たちは昼行性の鳥なのに、南の国を目指して飛行している間は真暗闇の夜中でも飛ぶのである。これらの鳥が電波に誘導されているのでないことは、今日では実験的に確かめられている。その方向覚知能力は本能的なもの、それゆえ遺伝されたものである。けれどもDNAとこの方向覚知能力との関係は何と漠然としていることであろうか。ところで生化学者も、このモデルが問題を投げかけていることを感じている。一例だけを挙げると、四つの情報の担い手がアミノ酸の配列を定めるために、二〇のアミノ酸に関して一種の〈選択〉をしなければならないことを考えれば、この巨大分子を、もはやCGS単位系などで表すことは不可能なことのように思われる。シュラムはこの巨大分子に観念的内容をもたせて、「われわれは、人間だけが精神的働きをするのではなく、分子も指示したり、計画したり、観念を抱いたりすることができる、という考えに慣れておかねばならない」と述べている。私はここで、この考えについて論ずるつもりはないが、さまざまな生物学的現象が、今日いかに哲学的問題をいきいきと提出しているかということを強調しておきたい。次にサイバネティックスと有機体について若干触れておきたい。アシュビイによれば、サイバネティックスは、とりわけ複雑な機構を科学的に処理するための方法を提供している。生物学への応用の分野では、サイバネティックスが生物学的現象とその諸特性をモデル的に表現し、数学的に計算することが期待されている。有機体に生ずる諸現象を、従来とかく見られたように、部分的現象だけを因果律に照らして研究することは、ここではもはや通用せず、全体過程が問題となっている。この全体性の記述のなかでは、自律性、制御、情報、フィードバックなどの概念が重要な役割を演ずる。サイバネティックスはいまや有機体の複雑な機構を解明することに成功しているのであるから、その実績を有機体のなかの、いわゆる高度な秩序についての、時として〈血の通っていない〉抽象的、哲学的表現を具体的に説明するものと見なしてもさしつかえないであろう。しかし、サイバネティックスは、たとえばその方法が血液循環にも貨幣の流通にも適用されるからという理由で、有機体を有機体たらしめているものが何であるかを明らかにすることができるとする見方は誤りである。現状では具体的な場面でも、表現の上でも、サイバネティックスに関する誤解が予想できる。そしてサイバネティックスをサイバネティックス万能主義にしてしまう危険がある。われわれはおそらく遠からず、サイバネティックスが感性や意志決定をも含めた、人間のいっさいの行動を解明することができる、とする記事を通俗的な哲学論文のうちで読むことになるであろう。

四　目的論

周知のように、有機体を目的論的に考察する方法が学問的に正しいか否かをめぐる論争は古くからあった。カントは目的論に対して開発的価値を認めている。生物学研究にとってはボーアがカントの主張を繰り返した。マルティーニは目的論を、治療、臨床的な研究の方法論として支持している。ニコライ・ハルトマンは、目的論は人間的意識を前提としているのであるから、これを有機体の発生の説明に適用することはできないとする従来の立場を一貫してとりつづけている。

現代の生物学者や医学者たちは、目的論は有機体において真の効果をもつという理由で、上記とは反対の立場の記事を書いている。シュネルは有機体を因果性と目的性との総合として定義しようとする。ウィーザーはサイバネティックスに関連して、目的性の概念を再検討することを提唱し、ゲスラーはこの提案を全面的に拒否している。

私としては、有機体に関するかぎり、近代の機能主義的概念が目的論的解釈によって深められるべきだと思ってはいるが、生物学や医学との対話の重要性に照らして言えば、余りに性急かつ一面的に目的論に固執しすぎない方が賢明だと考えている。有機体のなかに秩序が存在していることに関する根本的論議こそ、私には有望なように思われる。かくして、われわれは次のような重要で最終的な問に行きつく。すなわち哲学者はいわゆる有機体の秩序をどのように解釈しているのか。プラトン、身近な人ではトゥール・フォン・ユクスキュールのように理念的であるのか、あるいはアリストテレス、現代の人ではコナール・マルティウスやブェンツルのように、実在の質料・形相論からか、それとも哲学者は有機体論的概念を新たに作ろうと努めるのか、私にはこの最後の行き方が最上であるように思われる。生物学もそうした諸概念に従う探究の途上にある。ごく最近、「有機体にとって特徴的な普遍的諸概念を規定し、それらの諸概念と哲学との関係を明らかにする」という目的で二つのシンポジウムが開かれた。もともとこうした課題は困難かつ息の長いものであるから、生物学と哲学とは互いに協力して研究に従事しなければならない。私はいつも、自然科学と哲学とを結ぶ、日本の研究センターの存在を夢見ているのである。

〔訳注〕

(1)ドリーシュ（一八六七―一九四一）。ドイツの動物学者で生物学的観察に基づく新生気論、エンテレキー説を唱えた。

(2)ニコライ・ハルトマン（一八八二―一九五〇）。ドイツの哲学者。歴史、文化、精神科学の体系的基礎づけを行った。

(3)ボーア……デサオアー。いずれも二〇世紀前半に活躍した原子物理学者。

(4)フォン・エクスキュール（一八六四―一九四四）。ドイツの動物学者。動物と環境の関係を考察した「環境世界」概念の提唱者として知られている。

(5)A・ポルトマン（一八九〇―一九八二）。スイスの動物学者。鳥類、哺乳類の研究から人類学的研究に向かい、動物界における人間の特殊な位置を強調する独特な人間生物学を樹立した。

(6)ワトソン、クリック。二人とも物理学から微生物学の研究に転じ、遺伝子ＤＮＡの二重螺線構造の解明で生命理論に大きな飛躍をもたらした。

生命の尊厳と医師の課題

パオロ・ベルナルディ著

〈生命の尊厳〉に関して私に倫理的考察を述べるようにとのご要請に対して、その背景をなすと思われる医学的な問題について、私は目下論議されている二、三の事柄を序論として付け加えておきたい。

(A)臨床医（病院勤務医も含めて）は人間と動物との間に根本的な相違のあることを認めている。しかし、これらの医師たちは、物質から細胞を経て植物、動物、人間に及ぶ地球上の進化の問題に直接関与しているわけではない。かれらは今日の進化論研究のいくつかの立場、すなわち生化学的なもの（オパーリンのような）や人類学的なもの（古生物学的研究——直立歩行とか頭蓋の発達など）あるいは哲学的立場（ポルトマン説に見られる、主体性や内面性の充実としての生命の高度な段階）などについて、ごく大まかな知識をもっているにすぎない。

(B)医師たちは人間の生命が一方では確かに豊かな可能性や多様性をそなえてはいることを認めるが、他方ではまた、ある種の高等動物のうちにも人間に類似した有機体が見出されることを知っている。かれらは本質的に人間的な生命（自由とか自己実現とか幸福など）と、たんなる有機体としての人間の生命（回復不能の昏睡の場合のように、有機体としての人間は生きているが、意識は失っているなど）との間にいかなる基準で境界区分を設けるべきかを明確に知ってはいない。

(C)歴史的に見れば、すでに古代ギリシアに〈生命の尊厳〉に関する二つの相異なる立場があった。ひとつはヒポクラテス学派で、かれらにとって生命はいかなる場合でも最高の価値をもつものと考えられていた。他の立場はストア学派のもので、この派の人々によると、もし人が生きるに値しないものとなったら、その時には自己の生命の放棄（自殺）が許される、としている。われわれは今日でもこうした二つの考え方を見出すことができる。たとえば、アルバート・シュヴァイツァーは周知の諸著作、および彼の模範的行為において前者の考え方を示している。また『安楽死と死の権利』という書物の執筆者たちは、後者の生きるに値しない生命の放棄を弁護している。

(D)現代の臨床医（勤務医も含めて）たちは、自分が時代遅れという非難を受けたくないため、治療方法を自由に選ぶというわけにはいかない。かれらはそのつど、医学の新しい立場に従って治療を行わなければならない。その結果、医師たちは体制への経済的依存と世論の圧力への従属を余儀なくされる。これらのことによって個々の医師は個人としては太刀打ちのできない問題に直面することになる。

これらのいくつかの前提を踏まえて、私は医学的に早急に考えられるべき二、三の問題を指摘し、あえて解決の方向を示してみたい。

(1)医学が生命の尊さを承認すること。われわれはこの命題を、特定の宗教的立場に基づいて掲げるのではなく、医学の歴史的伝統のうちに思いかえさなければならない。そしてもし、生命の根本的権利が否定されるなら、これに基づく他のいっさいの諸権利について云々することは空しいことになるであろう。

(2)医学は(おそらくは他の諸科学や哲学とともに)人間の生命がいつ始まるか(受胎の瞬間とか四週間後とか)という問題を設定しなければならない。そして人格についての法律上の規定(人間は誕生とともに人格としての権利を生ずる)が医学的にも妥当するのかどうか、さらに、最新の基準による、臨床的に定義された死と人間的な死とが時間的に一致するのかどうか、またこの問題と関連して、患者に対する医学的処置が、単なる有機体としての人間の生命の維持を目指しているのか、それとも〈人間的な生命〉の維持を目的にしているのかという問題も取り上げられるべきである。要するに人間としての生命の初めと終りとが、いっそう明確に規定されなければならない。

(3)医学の進歩のこれまでに積み上げられてきた成果を、一挙に無に帰してしまうような人口の爆発的増加(インドやアフリカにおける栄養不良児や精薄児など)についても医学は避けて通ってはなるまい。百パーセント効果を発揮する無害なピルの生産やこれの適切な使用、換言すれば避妊の正しい教育についても啓蒙すべきである。仮に人々が社会統計学上の問題の解決を手術(人工妊娠中絶とか断種術など)という仕方で医学に要求するとすれば、こうした要求は医学の精神と相容れないことになろう。

(4)健全な人口を将来にわたって安定的に維持してゆくために、遺伝学や胎生学についての関心をいっそう高めることが必要である。(婚約者たちへの忠告など)。

(5)個々の民族成員のすべてに対して適正な健康の維持が保証されるために、特別に認められた研究の目的を別にすれば、将来は原則として余りに高価につく、いわゆる英雄的行為(心臓移植など)は一般病院の臨床においては禁止されるべきである。さもないと医学もまた、金持ちは生き続け、貧乏人は死んでゆく、という経済原理に従って振舞うからである。

(6)生化学の新しい関心、もくろみ、実施計画などは、現在のままの人間的な生活様式（結婚制度や家族関係など）に役立つものであるか否かによって評価されるべきである。この道の専門家は若い生化学者たちの実験の現状に照らして、早急に適切なガイドラインを設ける必要のあることを知っている。要するに、学問は自らが行い得るすべてのことを実行に移すことは許されないのである。

(7)右に述べたような問題やこれに類するような医学的緊急課題に対しては、いったい誰が決定を下すのか。社会のなかの個々人（女性が自由に堕胎を決めるなど）でないことは明らかである。政治家の決めるべきことでもない（政治家は往々にして時の趨勢や個人的見解に左右されがちである）。また、裁判官が最初の決定者でもない（判決というものは原則的な論議がなされた後で下されるものである）。これらに答え得るものは、おそらく医師たるものの職務であろう。しかし、そのために他の諸科学を議論の場から閉め出してはならない。つねに諸科学の協力を得て進められなければならない。そしてこの問題に関わるすべての人が、人間的な生命を保護し、維持し、かつ生きるに値するものとなす、という同一の理論への奉仕者でなければならない。

〔著者紹介〕

ここに訳出した論文の著者、故パオロ・ベルナルディ先生は、昭和三六年以来、岩手医科大学の客員教授として、医歯両学部の専門課程の学生に医学倫理を、教養課程においてラテン語を講ぜられたほか、上智大学等二、三の大学で教壇に立っておられたが、去る昭和四九年一一月五日急逝された。故ベルナルディ教授の業績のひとつである『医学と倫理』は、岩手医科大学前学長、篠田糺先生のご労訳により、昭和四一年医学書院から上梓されている。その著書を貫く深い哲学、神学的視点と斬新かつ具体的な論法とが、その方面の優れた開拓書として世の注目を集めたことはいまだ記憶に新しい。ここに掲載されたうち、「生物学と哲学上の根本問題」は昭和四三年一〇月、仙台市で催された第一八回東北哲学会大会の場で著者自ら日本語で発表されたものである。発表の折に用いられたローマ字の草稿は故教授の周辺から発見されていない。筆者が故教授の遺稿を翻訳し、岩手医科大学教養部年報に掲載することを思い立ったのは、右記の著書以来つねに、自然科学、とくに医学や生物学と哲学的人間観との間に、絶えざる交流を可能とする架橋を念願としておられた著者の学問的良心と意志とを、少しでも多くの識者に伝えたかったからにほかならない。幸いにして今日、著者の意図しておられた自然科学と哲学との〈対話〉の可能性がいく分か見え始めたと言える。しかし、これらの大部分も西欧の著者たちの翻訳紹介を通して、そのつど多少の刺激を受けるにとどまって、わが国のなかにそれを真に必要とする内在的要求が芽生えているとは言い難い。こうした現状に照らせば、故著者の提唱はたんにアカデミックな次元での発想ではなく、日本の文明を憂うる司祭的良心の発露であったとも察せられる。ところで、この論文が口頭で発表されてから、すでに六年余の歳月を経ている。故著者が現時点でこれを公にされる場合を仮定すれば、おそらく、最新の文献によって論旨を肉付けされたにちがいない。したがって、こうした拙訳をいま、公にすることが故教授のご遺志に適うや否やについては判断しがたい。読者がこの時間的ズレを念頭に置かれるように切望したい。（昭和四九年一二月一〇日記す）

ここに採録した故パオロ・ベルナルディ師の二篇の小論は、発表されてからすでに三〇年余りの歳月を経ているが、わが国の教育制度が高校の教育課程から大学まで、文科と理科とに分断される傾向が一向に改められないなかで、ベルナルディ師の視点と、科学と哲学・倫理を統合しようとする情熱的な見解は今日においてもなお一傾聴に値すると思われるので、あえてここに集録した。

最良の医師は哲学者でもあることについて

ガレノス著

競技者の多くは、オリンピアの勝利者となることを熱望していながら、それを実現するための努力を少しもしようとしない。これと同じことが、多くの医師についてもあてはまる。というのは、かれらもまた、一方ではヒポクラテスを称え、かれをすべての医師のうちで最高の医師と認めておきながら、自分たちをヒポクラテスと同じような医師とするための努力を少しもしていないからである。たとえばヒポクラテスは、天文学が医学に貢献していると言い、また、天文学が立脚している幾何学も医学に大きく貢献していると明言している。これに対して前述の医師たちは、自らこれらの学問を遠ざけているばかりでなく、それに近づこうとする医師たちを非難しているほどである。

またヒポクラテスは、身体の本性をすべての医学知識の基礎と考え、これを十分に理解するよう忠告しているのに、かれらはそうしたことにあまり熱心でなかったので、身体の個々の部分の成分、形態、大きさ、結びつき、また隣接する部分との関連について知らないばかりでなく、その位置すら知らない始末である。

同様に、ヒポクラテスは、医師が類や種の概念を用いることによって病気を区別することを知らなければ、治療方法を間違えることになると警告し、われわれに理論的な考察の必要を強調している。しかし、われわれの時代の医師たちは、そうした研究に背を向けているために、理論的な考察に打ち込んでいる人を、あたかも無用なことを研究する者でもあるかのように非難する。[(1)]

さらにまたヒポクラテスは、われわれ医師は患者の病状を現在ばかりでなく、過去や未来の状態についても推察することによって、正しい予見を身につけなければならないと教えているのに、かれらは医学のこうした分野には長い間ほとんど関心をもたなかったので、誰かが鼻血や発汗を予言したりすると、その人を、まるで魔術師のように万人の見解と異なる不可解なことを口走る人だと騒ぎたてるのである。このとき、もし他のことが予言されたとしても、かれらはほとんど耳を貸さなかったであろう。また、ヒポクラテスが食餌療法を重視しているにもかかわらず、かれらは病気の進展に応じた食餌法さえも、はっきりと規定していない。

ところで、ヒポクラテスが人々の称賛を得ている理由は、その説教の偉大さにあるのであるから、われわれがもしこれに学ばないとすれば、一体かれの何を見ならうべきであろうか。実際、ほかの医師たちは、ヒポクラテスの学説とは無縁であるために、かれらの多くが、むずかしい言葉にぶつかるたびに、二度も間違いを犯すのを見かける。

それにしても、かれらは、こぞってヒポクラテスを称賛していながら、なにゆえかれの著作を読もうとしないのか。[(2)]あるいは、それを読んだとしても、なにゆえその内容を理解しようとしないのか。また、たとえ理解したとしても、これらの原因こそ追求されなければならないと思われる。なぜなら、ヒポクラテスが得たような最も高い称賛は、意志と能力の両方が備わってはじめてもたらされるものであり、それらの一方でも欠けていれば、決して目指す目的に達することができないのは明白だからである。

さて、再び競技者の例に戻ることにしよう。われわれは、競技者が生まれつき身体に備わった能力が劣っているとか、訓練しないでいたために体力が弱ってしまったなどの理由で、望みどおりの結果を得ることができないのをよく知っている。しかし、競技者たちに、勝利にふさわしい体力が与えられており、そのうえ訓練することを妨げるものがないとすれば、かれらが試合で勝利の栄冠を受けるのを不可能とするような、いかなる要因があるであろうか。

それでは、今日の医師たちが能力の点でも意欲の点でも、医学の研究に全力を尽くしていないのは、それらの両方の条件を欠いているためであろうか。それとも、それらのうち一方を備えてはいても、他方を欠いているためであろうか。しかし、人間に関わるこの学問に、才能ある人が一人も生まれないなどということは、理屈に合わないことのように私には思われる。なぜなら、世界はかつての世界と同一であり、季節は同じ秩序を保っており、太陽は自らの軌道をはずれることなく歩みつづけ、恒星や惑星も昔ながらの法則に従って位置を定めているからである。

したがって、われわれが優れた先人たちの後に生を享け、かれらから多くの進んだ技術を継承し、少なからぬ恩恵をわれわれに与えられているにもかかわらず、今日、彫刻家の中にフェイディアス(3)のような人が、画家の中にアペレス(4)のような人が、また医師の中にヒポクラテスのような人が一人も出てこないのは、ひとつには人々の生き方を支配する間違った教育のためであり、さらに、徳より富を重んじる風潮のためであると考えるのが理にかなっていると思われる。

すなわち、われわれは、ヒポクラテスが長い間努力して発見したことを、短い時期で学ぶことができるのであるから、人生に与えられている時間を、医学にまだ欠けているものを知るために使おうとすれば、容易にできるはずなのである。しかし、およそ徳よりも富を重視し、医学を人々のために役立てようとはせずに、自分の利益のために求めるような人が、医学の真の目的を追求しているなどということはあり得ない。もしわれわれがそれを目指すとすれば、かれらが富を手に入れるために必要としたよりも、はるかに長い時間を要するであろう。すなわち、われわれは金儲けと医学への専念とを同時にすることはできない。そして、もし一方を強く望むならば、他方を軽視せざるを得ないのである。

ところでわれわれは、われわれと同時代の人のなかで誰か、生命を保護する医学に献身しようとしている人を思い浮かべることができるであろうか。あるいは、自然に即して生き、飢えや渇きや寒さを防ぐもの以上に富を求めてはならないことを、たんに言葉で諭すだけではなく、自らの生活を範として教えることのできるような人を見出すことができるであろうか。

もしそのような人がいるとすれば、その人はアルタクセルクセス(5)やペルディッカス(6)の権力を軽蔑し、決してかれらに近づこうとはしないであろう(7)。かれは、ヒポクラテスの医学を学ぶのと同じ熱心さで、病人の治療に専心するであろう。けれども、かれは必ずしもその病人のもとに留まろうとはせず、クラノン(8)やターソス(9)や、その他多くの都市に赴き、それらの場所で貧しい病人たちに治療を施すであろう。またかれは、コスの人々や、かれ自身の都市の住民のために、ポリュボス(10)や、弟子たちを後に残して、自らは全ギリシアをくまなく探訪し、あらゆる人々を診察することであろう。そしてかれには、理論によって学んだことを経験によって確かめるために、さまざまな土地の自然について記録をすることが必要となろう。また、東西南北いずれにある都市をも自分の目で見比べる必要がある。同時に、かれはいずれの都市が低い土地にあり、いずれが高い土地にあるかも見分けなければならない。さらにかれは、それぞれの都市がどのような水に依存しているかを観察しなければならない。すなわち、その都市に注がれている水が、海岸から滲み透ってきた水であるか、泉から湧き出たものであるか、雨水であるか、あるいはまた、湖や川から流れ出たものであるかを観察しなければならない。したがって、かれは大きな川や湖や海に面した都市、また山腹に位置する都市などを見に行かなければならない。かれはそれらの都市で、人々が極度に冷たい水を、体を冷しながら使っているかどうか、それとも温かい水を使っているかどうか、またそこには硝石水とか、明碁水とか、何かそれに類するような成分を含んだ水があるかどうかも調べるべきである。

このようにして、かれは、私が右に挙げた事柄だけでなく、ヒポクラテス自身がわれわれに教えている他のすべてのことも考慮しなければならない。したがって、もし人がそのような医師になろうとするならば、かれはたんに富を遠ざけるばかりでなく、できるかぎりの努力と勤勉さとを医学にふり向けなければならない。反対に、酒に溺れたり、食物に満足を見出したり、ヴェヌス[11]に身をやつしたりする人、つまり、性欲や食欲を満たすことに熱中するような人は決して勤勉であることができないであろう。

それゆえ、もし誰かが真の医師であるとするなら、かれはまた真理の友であり、自制の友でもあることが証明されるであろう。すなわち、かれが、病気にはどれほどの類と種があるのか、それぞれの病気に対してどのように治療法を決めるべきかなどを知っているのは、かれが理論的な方法によって研究していたためであることが明らかになるであろう。われわれもまた、そうした理論的な方法によって、身体の本性のうちで何が全体に調和を保っている第一の要素[12]に基づいているのか、そして何が感覚し得るもの、別の表現を用いれば、類似した性質のものと呼ばれる第二の要素[13]から成っているのか、ということを教えられるのである。さらに第三の要素として何が有機体の成分とみなされるのか、そしてそれらは動物にとってどのような役割を担い、またどのような働きをしているのか、といったこともすべて、われわれは理論的な方法で知るのである。そのようなわけで、われわれは、いまだ知られていないような身体の本性をもなおざりにしてはならず、論証によって習得しようとしなければならない。

したがって、ヒポクラテスの教える医学にふさわしいだけの努力を傾注する医師を、われわれがもし哲学者と呼ばないとすれば、一体かれに何が欠けているというのか。すなわち、もし身体の本性や病気の種類や治療法を知るために、医師は理論的な考察を行う必要があり、また、そうした研究につねに勤勉であり続けるために、富を軽蔑し、節制を重んじる必要があるとすれば、彼はすでに哲学のすべての分野、つまり、ギリシア人が論理学と呼んでいる論証法にも、自然哲学と呼んでいる自然の事象についても、さらに倫理学と呼んでいる道徳上の知恵についても精通することになろう(14)。

富を軽蔑し、節制を重んじるような人が、なんらかの醜いことや悪事を行う恐れはまったくない。それというのも、およそ人間がなんらかの不正を行うのは、所有欲に刺激されてか、あるいは快楽への欲望に動かされてのことだからである。そういうわけで、このような人は、右に挙げた徳以外の徳をも備えているにちがいない。なぜなら、すべての徳は、あたかも一本の綱で結ばれているように互いに関連し合ったものであるから、ひとつの徳をもっている人が、同時に他の多くの徳をも合わせもっているということは明らかである。

それゆえ、まず第一に医学を理解するために、次にそれを実践するために、哲学が医師によって不可欠なものであるとするならば、およそ医師という名に値する人が、あらゆる点で哲学者でもあることに、もはや何の疑いも残っていないであろう。事実、もしある人が医学を正しく実践に移そうとするならば、かれに哲学が必要であることは、論ずるまでもないように私には思われる。それというのも、時としてわれわれは、医師というよりは毒殺者とでもいうべき輩が金銭に対する強い欲望をもち、そのために医学をその本来の目的に反して悪用するのを、現に見ているからである。

さて、それでもあなたは、名称について無意味な議論を続けて、節制を保ち富への欲望を抑えることのできる公正な人が、医師であるとは言えても、哲学者であるとは言えないなどと言い張るつもりであろうか。また、その人が身体の本性、諸器官の働き、諸部分の働き、病気の区別、治療方法などを知っているにもかかわらず、かれが理論的な学問に励まなかったとでも言うつもりなのであろうか。さらに、あなたは、すでに事柄がこれだけ明らかになっているのに、なお名称についてこだわっていることを恥ずかしいとは思わないのか。

しかし、あなたが考えを改めるというなら、いまからでもおそくはない。あなたは、鳥の鳴き声について、それがグラクルスの声かコルブス(15)の声か、といった些細なことで議論するのをやめて、ものごとの真理の探究に精を出すべきである。それというのも、あなたはまだその努力をしていないからである。事実あなたは一方では、人は知識や訓練なしに、よい靴直しや機織り職人になることができないことを認めているのに、他方ではなぜ、公正で自制心が強く、論証に通じ、ものごとの本質をよく弁えているような人が、学問を習得することや訓練することなしに、突然に出現するなどというのか。そんなことを言う人は、恥知らずな人であるか、さもなければ事柄についてではなく、名称についてだけ議論する人と言うべきであろう。

もし、われわれがヒポクラテスの真理の模倣者であろうとするならば、もちろん第一に、哲学の研究に打ち込まなければならない。そして、もしわれわれが、これを実行することができるならば、われわれがヒポクラテスと同等の医師になれることはもちろん、かれを凌ぐ医師となることも不可能ではない。また、もしヒポクラテスが見事に論じたことを、われわれがよく学ぶならば、われわれ自身の手で、医学にまだ欠けている事柄を発見することも決して不可能ではないのである。

〔あとがき〕

この翻訳は一九八一年に、筆者の勤務する岩手医科大学教養部の『研究年報』第一六号に掲載されたものである。翻訳に際しては、当時同大学哲学研究室の助手として共に古代医学史の研究に従事していた、小林晶子氏（旧姓菅野）が同論文のラテン語訳をもとに邦訳したものを、石渡がギリシア語原文とラテン語訳とを照合して全体に手を加えてでき上ったものである。

本論は、ガレノスの数多い著作のなかでも、もっとも短い論文ながら、欧米の医学史家にもっとも引用されることの多い著作のひとつに数えられている。しかし、この論文にはまだ日本語訳はもちろん近代語訳もなかったから、この翻訳は期せずして、日本における最初のガレノスの著作の邦訳となったと同時に、訳者たちにとっても原典での古代医学史研究の発端となったことで、本翻訳にはいささかの感慨を禁じえないものがありここに採録することにした。

〔訳注〕

(1)当時のローマ医学は、学理派、経験派、折衷派に大別し得る。ガレノス自身は、アレクサンドリアで発展した解剖学を基礎とする学理的な医学と、伝統的・経験的な医学との調和を図った点で、折衷派に属する医師ということができる。紀元一世紀後半から二世紀にかけては、この折衷派からすぐれた医師が出たが、一般にローマ人に好まれたのは、わかりやすく穏健な経験派の医学であった。紀元一世紀のローマ人ケルススは、その著書『医学について』のなかで、経験派の学理派に対する批判を次のように記している。「かれらは言う。一体、理論は経験が教えるのと同じことを教えるのか、それとも違うことを教えるのか。もし同じものであれば、（理論というものは）不要であるし、違うものであれば、（事実と）矛盾するものということになる」。

(2)ガレノスは、自らヒポクラテス主義者と称しており、『ヒポクラテス集典』の文献批判、本文註解にすぐれた業績を残している。

(3)紀元前四九五―四三〇頃。ギリシアの彫刻家。アテナイに生まれパルテノン神殿建立の総監督となる。

(4)紀元前三二五頃。ギリシアの画家。コロフォン出身で後にアレクサンドロス大王の宮廷画家となる。

(5)ペルシアのアカイメネス王朝の歴代の王。アジア的専制君主の代表として挙げられている。

(6)アレクサンドロス大王の後継者の一人。紀元前三二一年、エジプト遠征中に部下に殺された。

(7)ここでは、富の誘惑によって政治的権力者、とくに敵対国の権力者に安易な妥協をしない例として引き合いに出されている。ガレノスはかつてヒポクラテスが強大なペルシア帝国のサトラップから大金で招かれたのを拒否し、ギリシアに留まりあえて清貧に甘んじたことを高く評価している。

(8)テッサリア中部の都市。

(9)トラキア海岸沖、アイガエラム海最北の島。

(10)ヒポクラテスの女婿でコス島学派の後継者の一人。ヒポクラテスの論文のいくつかは、かれのために書き残されたと言われている。

(11)恋愛の女神。

(12)土、水、火、空気のいわゆる四元素をさす。アリストテレスは、すべての物体がこれら四元素の調和的結合でできていると考えたがガレノスはこれを踏襲している。

(13)前記四元素はそれぞれ固有な四つの性質、すなわち冷、熱、乾、湿によって特徴づけられる。しかし現実に感覚対象として存在するものは第二の要素と呼ばれ、冷―湿、冷―乾、熱―湿、熱―乾という四つの性質の組合せでできていると考えられた。

(14)哲学を三部門に分け、なかでも倫理学に重点をおいているのは当時のローマで主流であったストア哲学の影響である。ストア哲学の始祖ゼノンは哲学を果樹園に見立てて、論理学をその土壌に、自然学を果樹に、倫理学を果実にたとえた。

(15)グラクルスとコルブスはどちらも烏の一種である。

医療資源の配分と慢性疾患

ヨス・V・M・ヴェリー著

要旨

この論文では、限られた医療資源の配分に関する代表的な理論家（たとえばノジック、ロールズ、ダニエルスなど）が、慢性疾患患者に対するケアの必然性を十分に論じていないという問題を取り上げる。いわゆる「共同体的な視点」を取り入れた「ヘルスケア配分に関するオランダの政府委員会」の最近の報告[(1)]は、慢性疾患の問題をかなり適切に論じているとはいえ、同報告はなお慢性疾患の問題に対しては部分的な答しか示していない。本論では、ケアの適正な配分のための根拠として、「共同体の必要」という基準のほかに、「弱者性」という基準を加えるべきであるということを提唱する。そのことによって、社会のもっとも弱く無力な人々は、限られた医療的、社会的資源の適正な配分を受けるべきであるというのが、広く人々に共通する道徳的見解に根拠を与えることを目指す。

序　論

この小論で、私は医療（ヘルスケア）の配分に関する代表的な理論家が、慢性疾患患者や障害者たちの抱えている問題を見落としてきたと言うつもりはない。そういう言い方は余りに不正確であろう。たとえば、ダニエルスは自分の理論が急性疾患にも慢性疾患にも同じように適用できると、はっきり主張している。実際、もし急性疾患と慢性疾患が［ケアの］必要に関して同じ部類に属しているとすれば、またその結果、医療配分理論は急性疾患と慢性疾患のどちらにも同じように適用されるべきであるなら、配分理論の作成に際しては、急性疾患に対してだけでなく、慢性疾患にもっと注意を向けるべきである、というのが私の主張である。

それでは、なぜ慢性疾患にもっと注意を払わなければならないのか。医療配分の一般的な理論が、急性疾患と慢性疾患のどちらにも適用できると考えている人が多いとはいえ、慢性疾患には急性疾患には見られない特殊な問題、すなわち、これまでの配分理論の大まかな枠組みのなかでは、簡単には説明できないような問題を含んでいることは明らかである。慢性疾患の特徴は、そうした特殊な問題がどのような慢性疾患にも必ず付きまとうという、まさにその点にある。デッカーも述べているように、人間学的見地から見ると慢性疾患は「病気のなかの病気」（disease par excellence）なのである。もしわれわれが急性疾患に対してばかりでなく、慢性疾患にもっと注意を向けるなら、主要な医療配分理論そのものの見直しが必要となろう。

一　ノジックの自由主義市場原理論批判

すべての正義理論は正義とみなされているものへの基本的な信頼の上に立っている。ノジックの信奉者は、正義の概念のうちには、政治的干渉をできるかぎり小さくし、自由の可能性を最大限にするということが含まれていると主張する。したがってある人の自由を侵害して得られた資源を強制的に再配分することは、それらの資源が過去の不正に立脚しているものである以上、原理的に不正ということになる。これに対して、自由市場原理は、相互に対等な相手との間でなされるあらゆる活動を律する働きをする。こうした方法だけが差別を、ノジックの言葉で言い換えれば、類型化（patterned）を免れている。

それに反して、たとえばロールズやダニエルスのような論者は、故意による人間的な行為の結果によるものではない大きな不平等は、それでもなお不正である、と主張している。その理由は、個々の人間に与えられている価値とは、人生のスタートに際して平等に与えられているはずの「機会」（opportunity）にほかならないからである[2]。

前述のノジックの哲学は、医療資源の配分問題に関しても、ひとつの単純な答を用意しているように思われる。すなわち人々にもし慈悲心以上のことが強要されるならば、それは不正であるという見解である。しかし、医療ははたして対等な相手との交換の上に成り立つ市場の商品と同じように扱うことができるものであろうか。ノジックの論点の強みと正当性は、マーケットという、人々に開かれた場が類型化にとらわれていない（patternlessness）という点にある。市場では、交換や売買に参加する人々の間の違いは、およそ道徳的な問題とは無関係でなければならないからである。

急性疾患にだけ焦点を合わせるなら、努力次第では、たとえば完全な保険制度のようなものができるとすれば、〔医療資源の配分も〕マーケットのような条件で処理できるかもしれない。しかし、慢性疾患や種々の機能低下（disability）に冒されているマーケット参加者たちの無力さを、それらが道徳とは無関係として無視されるとすれば、公正な配分を期待する人々の信頼を危くすることになろう。オランダの医療制度も、かつては部分的にこうした見解を反映していた。すなわち、心身障害者に対する長期にわたるケアのように、当人の責任では賄いきれないような〔金額や期間の点で〕大規模なケアを除けば、大半の医療サーヴィスの配分は自主的で、個人的、もしくは半ば個人的な保険によって支払われていた。

二　ダニエルスと「正常な種の機能」

それでは医療資源は、その種類にかかわらず、自由な市場におけるように、同等の力をもった者同士で行われる商品〔の交換や売買〕とみなされることはできないのであろうか。その点でわれわれはダニエルスに同意しているのであろうか。ダニエルスによると、突如として人々を打ちのめすような悲劇、人々がたまたま生まれ落ちた環境、なかでも他の人々のものとは比べることのできないような劣悪な環境は、それらの人々が当然受けるべくして引き受けたというものではない。ノジックの理論からはおそらく、もし彼らにも一半の責任があるとすれば云々、という趣旨の答が返ってくると思われるが、そうした言い分は間違っていると思われる。というのもダニエルスが言うように、個人にとってどんな運命の結果が、自分が引き受けるのにふさわしく、どんな運命がふさわしくないのかは、公正さの基準とはまったく別の事柄であるからである。ダニエルスは言う。これらの「天与の幸運」による有利さは、道徳的な選択による結果ではないし、それらの有利さを個人的な好機、すなわち人生における成功や報償に代えることは、人々の運命の結果をそのまま放置することにほかならない。

ダニエルスによると、何が道徳的な選択であり、何がそうでないかを決める基準は、「与えられる機会が正常な範囲内にあるかどうか」(a normal opportunity range) である。病気はそうした機会の範囲を狭め、その結果として〔ケアを受ける〕資格基準に合致する。ダニエルスは、そのような機会の範囲が正常であるかどうかは、それぞれの社会の主たる性格によって変化すると考えている。しかし機会の正常な範囲という問題は、原理的にはケアの必要性に関する論議の出発点である「正常な種の機能」という基準と切り離し得ない関係にある。そうであれば、何が正常な種の機能とみなされるかが問題となろう。

もしケアの配分を正当化させる原理が、病気の偶発性 (accidental nature) にあるとすると、病気が(純粋に)不運によるものとは言いきれないような場合には、ある種のケアについては、それらを正当とみなしうるかどうかが疑われよう。たとえばダニエルスは、自分の意志で健康を危険にさらす人々の道徳的自己矛盾に触れて次のように言う。そのような場合には、ケアの要求そのものが正しくなかったのであるから、ケアを受ける資格を正当化するための基本的な根拠を失っている、と。

自然の与える不平等を不公正と見る立場に立つダニエルスの配分理論は、純粋に偶発的な病気に適用される場合にのみ有効とみなすことができる。原因のはっきりしない病気にかかった人は、原因の不確かさゆえにケアの給付を与えられるかもしれないが、原理的に見れば、原因を特定することができる場合には、ぜひそうしなければならないし、感染させられた病気に対するケアの費用は、それに責任のある人によって支払われるべきである。しかし、ダニエルスはそのようなラディカルな論証を好まないように見える。

彼の健康理論に対する批判をこのような形で取り上げることには、あるいは問題があるかもしれない。しかし、たとえそれを認めたとしても、ダニエルスは多かれ少なかれ、人々を不健康なライフスタイルに追い込むような多くの社会的要因を指摘するのを避けている。いったい、職業病をつくり出しているものは何であるのか。人々は雇用者を非難することもできよう。とくに、職業病の危険や健康問題が発生したときの解決法を雇用者と被雇用者との間で、契約として締結していなかった場合にはなおさらである。しかし、職業病が一般には自然的な運命の所産でないとすれば、誰が責められるべきなのか。ダニエルスは彼の分配理論のなかでは、そうした種類の病気に対するヘルスケアの問題を、まったく考えていないように思われる。

ダニエルスは、自然が個人の上に不平等に与える悲劇のまったくの偶発性（arbitrariness）に関してよりも、機会の減少という視点から病気の不公正さと配分行為の不当性を論じようとしているように見える。また、道徳的な自由裁量（moral arbitrariness）の基準を決めることよりも、機会の正常な範囲という点に重要な意味を見出している。その結果、機会の範囲が正常であることの根拠を、生物医学的な要因に還元することもできないことになる。たとえば、ダニエルスは受け入れようとしないが、彼の理論の本来の考え方からすれば、高齢者に関して次のような結論が導かれてくる。すなわち、高齢者は若者よりも医療資源を受ける権利が少ない。というのも、若者は彼らの得られるはずの機会の範囲が減少することによって、通常は高齢者よりも一層大きな苦しみを味わうからである。ダニエルスはこうした結論には大いに不満であったので、機会の範囲が正常であるか否かは、年齢との相関で決められるべきであると、その原理を修正している。

彼の修正内容はしたがって、正常な種の機能という基準には明らかに当てはまらない。というのも、老化とは、誰もが辿るのと同じような過程を経るときに自然であるといえるが、典型的な生物医学モデルでは老化を機能的な能力の減退、すなわち一般に「正常な種の機能」という概念に要約されている最高状態からマイナス方向への逸脱とみなしているからである。さらに正確に言えば、すべての人間（もしかれらが運良く老齢にまで達するなら）が、正常な老化過程に起こる煩わしさを経験する。そのことは、このような不都合が、決して不平等なものではないということを意味している。

三　限られた資源の公正な配分と「機会の適正さ」

ダニエルスは前記著作の改訂版で、「機会」は、自然の気まぐれによるまったくの「偶発性」よりも決定的に重要であるという彼の主張をさらにはっきりさせている。ダニエルスの論文のなかにはこうした方向を示す多くのヒントがある。第一に、ダニエルスは明らかに、自然が必要以上に好ましい結果を生むような気まぐれ（たとえば高いＩＱとか、例外的な器用さ）については、それが不公正であるとは考えていないという事実が挙げられよう。というのもかれは、こうした生まれながらにして備わっている就職に有利な条件を、そのまま認めてしまうことが、そこから生じる結果を放置することを意味するとは、どこでも主張していないからである。

第二にダニエルスは、かれの論文[3]の脚注のある箇所で次のように記している。もし年齢に応じた機会の範囲がロールズのヴェールの仕組みによって得られるものと同じ結果になるかどうかを知ることは、興味深いであろう。もし、自分の年齢を知らない人々が、自分たちの住んでいる社会のための医療の配分システムを作るように求められたとしたら、かれらは恐らくはそれらの医療資源を、人生過程のそれぞれの段階に特徴的な状態を考慮に入れながら、それらの各段階に応じて資源に対する正当な（reasonable）権利を与える、という仕方で予算を組むであろう。

しかしそうした配分は、その生の内容にかかわりなく、ただ生きていればよいというのではなく、むしろ配分にふさわしい一定の合理的な実質を備えているときにこそ意味があるであろう。たとえば、七〇歳の人のための医療資源を確保することが、致命的な病気にかかっている複数の若者のための資源を削減することになるような場合には、もし生命それ自体がもっとも価値のある善であるという前提に立てば、意味のない行為ということになろう。重篤な状態にある若者に対する配分を、八〇歳台の人に対するのと同じに扱うことはできないであろう。しかし、何の機会も残されていない状態で七〇歳の人生を生きること、すなわち、いっさいの人間的な活動を維持することができない状態まで無力にしてしまうような苦痛に満ちた生は、若くして死ぬよりもいっそう悪いものであり、したがって人生のあらゆる段階のために一定の医療資源を確保することには、意味があるのである。

公正さの根拠として「機会」そのものがもっとも重要であるとする第三の手がかりは、慢性疾患に関係してくる。ダニエルスは、すべての個人に対して「機会の正常な範囲」を維持したり回復させたりすることは、技術的には可能のように思えても、実際には実現不可能であることを認めている。ある種の医療コストは他の多くの患者たちの医療資源を枯渇させてしまうほどの夥しい費用を必要とする。しかし、最大多数の人に与えられた機会が、医療資源の最大の活用になるとする功利主義者流の計算法をここに適用すれば、もうひとひとつの患者グループ、すなわち慢性疾患患者たちはボートに乗り損なうことになろう。一般には慢性疾患患者に分類されるというまさにそのことが、治療が不能であるということを意味するからである。慢性疾患は正常といわれる機能のレベルまで回復することすら不可能であるか、少なくとも当面は不可能とされる。その上、多くの慢性疾患患者は、かれらが治療を続けているにもかかわらず、なお自分たちの機会の範囲が、それほど急速にというわけではないとしても、減少しているのを感じとっている。そのようなわけで多くの場合、慢性疾患患者に資金を使うことは、機会の総量を最大に活かすことにならないから、正義のうえで不公正ということになってしまう。それにもかかわらず、ダニエルスはあるところではっきりと次のように主張している。身体の一部分に対するリハビリテーションや長期にわたる制度的なケアは、予防的、または治療的なリハビリテーションに劣らず、機会の正常な範囲という原理に照らして適正であると言う。

以上のことに加えて、慢性疾患の人々が必要としているものの多くは、厳密な意味で言えば、医療的なものとはいえないという事情がある。下半身麻痺患者のための車椅子、知恵遅れの子供たちのための特殊学級、糖尿病の高齢者に特別食を購入するための財政支援、重症の喘息患者のための埃のないクリーンな環境を提供すること、その他それに類するような便宜の供与が含まれるからである。さらに医療上のケアとしてはほとんど位置づけられていないようなものを数多く挙げることができる。たとえば障害者に対するそうした支援は、それらがたとえ医療資源として位置づけられていないとはいえ、障害者に対する身体の世話、知恵遅れの子供たちやその親たちに対する教育も、糖尿病患者へのインスリンの補給や喘息患者への酸素の補給と同じように必要とされているのである。

そのように、必ずしも医療的とはいえない各種の支援手段を提供することが公正であるとする根拠として、ダニエルスはなかなか賢明な論点を持ち込んでいる。すなわちかれは、これらの社会的サーヴィスは確かに医

低下した全般的な良好状態

↓　　　　　↓

損なわれている健康状態 → 損なわれている社会的状態 ← 家族がいない、貧困など

↓　　　　　↓

ヘルスケアの必要　　社会的な支援の必要

療サーヴィス（medical service）ではないが、それらはヘルスケア・サーヴィス（healthcare service）には相当する、と言うのである。医療サーヴィスとヘルスケア・サーヴィスとを切り離すことは、健康上の必要を、医師と医療機関の仕事にだけ関連して述べることがもはやできなくなっていることを意味している。ダニエルス自身は、盲人に点字の読み方を教えるという例を挙げているが、これなどは文字どおりの意味からすればヘルスケアにも当たらず、本来は教育という部類のサーヴィスに入れるのが普通であろう。

盲人にとって必要な教育をヘルスケアの必要として規定することから、何が健康の概念に入るのかという問題が持ち上がる。ダニエルスはその理論展開のなかで、言外に内包しているものを取り込むという形で健康概念の拡張を行っており、その結果、彼の定義は健康を完全な社会的、精神的、身体的に良好な状態と規定しているＷＨＯの定義と類似している。それにもかかわらず、ダニエルスはこのＷＨＯ定義をつぎはぎのものだとして、はっきりと否定しているのである。

ＷＨＯの定義は現実的とはいえないような包括的なものであり、健康についての規定というよりも、むしろ幸福の規定といった方がよいようなものではあるが、この定義はもっと狭義の、医学的な意味での健康の重要な特徴に光を当てている。すなわち、健康とはダニエルスが規定しているような特殊な状態ではないということである。完全な社会に良好な状態とは、健康のカテゴリーには当てはまらないかも

しれないが、「社会的に良好な状態」と「健康上の良好な状態」とはどちらも、「良好」という同一のカテゴリーに属しているのである。それゆえ、その定義の内容を理解するうえで前頁の関係図が参考になろう。

先に挙げた慢性疾患患者にとって必要なもの、が明らかにしているように、医療上の必要が重要さにおいて社会的必要よりも上回るということが言えるためには、それを正当化するための追加的な根拠が示さなければならない。しかし、ケアの必要の源が、はたしてかれの言う「特殊性」――この「特殊性」こそ次々と健康に関する異なる配分理論を正当化させてきたものにほかならない――を作りだしている損なわれた健康状態なのか、という疑問は依然として残る。これに肯定的な答をするためには、次のことを証明しなければならない。すなわち、(a)「損なわれている健康」の特殊な性質が、ヘルスケアと社会的支援との両方を正当化すること、(b)「損なわれている身体的な状態」のゆえではなく、たとえば貧困のような「損なわれている社会的状態」から生じた社会的支援は、損なわれた身体によって生じた社会支援の必要と同じ根拠で正当化することはできないこと、の二つである。

こうした問題に答えることは、明らかにわれわれを、この論文の出発点となった配分問題から、健康と病気の理論へと連れ去ることになろう。そのことによってわれわれは、配分問題に戻れなくなる危険を冒すことになるが、この論文では決してそうはしないつもりである。そのため私は、ダニエルスが用いたのと同様の論文で議論を進めることを断わっておきたい。ダニエルスは「健康という善」と「その他の人間的な善」の相違に注目するよりも、社会的資源のある部分が、病人の必要のために確保されるべきであることを認めた上で、病人の必要が特殊であるのはなぜかではなく、必要を引き起こす病気のうちどの病気が他の病気よりも一層特殊であるか、が答えられなければならない、と考えている。

四　共同体からの視点

自由なマーケットのモデルに加えて、さまざまな病気の重大さの度合を正義論の観点から吟味することに関して、われわれはすでに、類型化されたものと、類型化されていないもの、という二つの方法があることを見てきた。

医療資源の配分

非類型的…自由マーケット（たとえば、ノジック）

類型的……(1)　それぞれの個人の好みによるもの

(2)　生物医学的視点（たとえば、ダニエルス）

(3)　共同体からの視点（たとえば、オランダの国家委員会）

多くの著者たちは、個人的観点からの配分については、それらが余りに主観的にすぎるとして否定する。たとえばダニエルスはその代わりに、「正常な種の機能」という生物医学的な基準を採用する。オランダの政府委員会は最近の資源配分に関する報告書で（１９９２）、前記の(1)の基準と(2)の基準のいずれをも否定している。委員会はそれらに代わる第三の基準として「共同体の観点から見た重要性」という基準を採用している。健康を損なったことから生じる必要に対する供給は、それらが医療的なものであれ、社会的なものであれ、いずれもたんに効果や効率やケアのための経費が、個人の負担の限度をはるかに超えているという事実、の三つの実用的な基準に合致するだけではない。最も重要なことは、問題の事例に対しては供給が不可欠であるに違いないという基準である。このような供給の必然性は共同体の観点に照らして評価することができる。先の報告書の一部を読んだ読者は、ケアによって、患者が共同体に正常に参加することが可能になるような場合には、そのケアを必要とするという判断は、共同体というよりは個人的な必要に比重が置かれているのではないかと考えるかもしれない。しかし実際には、報告のなかで挙げられている様々な事例は、共同体そのものの正常な機能ということが指標的な原理となっているのである。たとえば子供のできない夫婦に体外受精（ＩＶＦ）のための費用を補助することは不可欠であるとは考えていない。というのも、子供が欲しいのに生まれないという事実によって、共同体が崩壊することはないからである。それに対して、もし高齢者や慢性疾患患者に対して医療機関による十分なケアがなされないとすれば、共同体は崩壊するであろう。

この共同体的な観点が、ある種の社会的な支援活動の正しさを説明する力をもっているという点で、生物学的なモデルよりも有利であることは明らかである。さらに、共同体全体を危機に陥れるような多くの健康問題が存在する。高齢者に対するケアは、ケアのレベルに関しては議論の余地があるとしても、そのひとつの実例にほかならない。感染症の多くのものも共同体を深刻な危機に陥れる要因である。同様に、劣悪な衛生状態、食品や水や空気の汚染、オゾン層の破壊による放射線の過剰摂取も社会を容易に危険にさらすことになる。こうした実例のいずれの場合にも、ケアを配分することは、本質的にはケアを必要とする病人がいるからという理由によるのではなく、第一に、そして何よりも、それらを放置することによって共同体が脅かされるからなのである。そのような理由は、共同体のモデルを受け入れ難いものにしている唯一のものなのである。オランダでは不妊の比率が比較的低いばかりでなく、人口が過剰であるという事実こそ、不妊がオランダ社会を危機に陥れることはないということの理由にほかならない。まったく同様の論拠を他の多くの「健康問題」にも容易に応用することができる。ひとつだけ例を挙げるなら、白血病にかかっているオランダの子供たちのすべてがもし死亡するようなことになれば、社会は恐らくケアの供給の仕事をもっときちっと続けることであろう。

この共同体の危機という仮定の受け入れ難さが、――明らかな自由で共同体自身はどこでもそうした帰結を確かめることはできないのだが、―― ケアの必要基準を定めた共同体モデルを唯一の指標原理として広く他に応用するのを躊躇させる理由であるように思われる。しかし、多くの人々は（産婦人科医や不妊の夫婦を除いて）試験管授精を必要なケアから除外することに直感的に同意することができようが、白血病の子供たちや、大部分の健全な住民は、共同体の必要というだけの理由によって、白血病の子供たちに治療薬を投与するのをケアから除外することには同意しないという事実は、われわれはどこに強制的な配分を正当化し得るような病気の特殊な性質を求め得るかについての、有力なヒントとなるであろう。

五　弱者とは誰か

私はこの共同体モデルを十分に吟味したわけではないがこのモデルが失業手当や奨学金の給付、移民許可などに適用されるならば、きわめて満足すべき結果を生むことができるように思われる。しかし、難民のような種類の問題に適用すると、このモデルも途端に行き詰まってしまうのである。ひどい貧困や飢餓によるものであれ、政治的訴追を避けるためのものであれ、難民が陥っている実存的な危機はこれまでとは違った解決を必要としているからである。その違いは「統計学的な生命」対「主体的な生命」という問題ではないし、また他の人間的な徳に、すなわち、正義よりも慈愛に訴えることで片づくことでもない。

その違いとは、絶対的な無力さや弱さのうちにおかれた個人に見出されることになると思われる。この無力さこそ、難民がわれわれの家の戸を叩くとき、子供が助けを求めているとき、人が病に苦しんでいたり、病気にかかっているときに、われわれを呼ぶものなのである。オランダの委員会が提出している二つの事例はこれと同じような新しい視点の下に選ばれたものかもしれないが、まったく違った理由に基づいている。試験管授精を望む夫婦の弱さは住む家をもたない高齢者の弱さや無力さとは異なっている。そのために、試験管授精はヘルスケア資源の配分から除外され、高齢者のための住まいは配分すべきケアの部類に入るのである。われわれは最初の出発点に戻ってしまっているのではないか、という疑問が持ち上がるかもしれない。慢性疾患にかかっている人や、不調に苦しむ人（ill person）、障害を負っている人のすべてが弱者に相当するのではないだろうか。それも確かなことであるに違いないが、使用できる資源は決して十分ではなく、また将来も十分ではないだろうということも疑いない事実なのである。いまや、配分の基準が変わらなければならないのである。共同体にとってどうしても必要なケア（感染症の予防や大気汚染の防止など）のための資金が確保された後に残っている資源は、弱さの程度にしたがって配分がなされなければならない。しかしすぐにまた、弱さや無力さや機会の欠如といった事柄が、そもそも測り得るものなのだろうか、という疑問が持ち上がる。

この疑問に対する答は否定的でもあり、肯定的でもある。そのような概念がかなり主観的であるという点では否定的である。苦痛の深さを測ることは、たとえそれが可能だとしても、たいへん困難なことである。とはいえ、――それが肯定的な答を構成するのだが――生命の質のレベル、機会の範囲、機能的能力を判定する多くの研究が現に成功しつつあることも事実である。リハビリテーションのプログラムは毎日そのような基準を用いているというだけではなく、就業能力の程度を測ることが必要な保険会社もそうしているのである。

そうした事柄を測る際のもっとも深刻な問題は、「長期間の機能的無力」と「死の重み」のどちらを重大に考えるかという問題につねに付きまとわれることにあると言えよう。われわれがたとえ、ある人の機会が範囲の減少する期間を考慮することができたとしても――わたしはそうすべきだと思っているが――死はそれを測ることのできないほど重いものであるように思われる。しかし、すでに述べてきたように、鉄道会社や自動車会社は、そうした死の計量化をすでに行っているのである。死に対してさえ値札が付けられているのである。

〔著者紹介〕

ヨス・V・M・ヴェリーは、オランダのリンバーク大学において医学を修めた（一九六五年）のち、ナイメーヘン（オランダ）カトリック大学およびシカゴ大学において哲学を修めた。その後、アメリカ・テキサス州のサン・アントニオ大学などにおいて哲学や倫理学を教えていたが、現在は、ナイメーヘン・カトリック大学の「倫理・哲学・歴史学科」の医療倫理学助教授として勤務のかたわら、「生命倫理教育および研究における国際計画」の事務局長も務めている。主な研究領域は、安楽死、人体の所有権、欧州における生命倫理、生命倫理と医事法など。この方面の研究報告が多い。

〔注〕

(1) 一九九二年六月刊。参考文献(2)を参照。

(2) 生物学者のユクスキュールは、人間の身体を機会に開かれた機構とみなしている。

(3) 「無知のヴェール」。あることを知らなかったものと仮定してみると、どのような帰結が生じるかを論理的に推論するための一種の作業仮説。

〔参考文献〕
R・ノージック、井上章子訳『生のなかの螺旋』青土社
T・エンゲルハート、加藤尚武・飯田亘之訳『バイオエシックスの基礎』東海大学出版会

イスラエルのバイオエシックスの紹介
——とくに人工妊娠中絶問題への適応をめぐって——

フランク・J・レアヴィット著

異文化間にまたがるバイオエシックスを構築するためには、互いの文化の基本的な原理を理解しようとする態度が不可欠である。ユダヤ人と日本人はともに、西欧、とくに英米の生命・医学倫理の国際的な覇権に従うよりも、自らに固有のバイオエシックスの文化を作り上げようとする点で、共通の関心をもっていると思われる。イスラエルは近代国家であり、医学的にも、またその他の科学の面でもかなり進んでいて、表面的に見るかぎり、西欧の国々と多くの類似点を示している。

しかし、ユダヤ民族の大部分は、道徳的には、中東に根を張ってきたユダヤの預言者的な伝統を基盤としている。その主要な源泉は聖典、すなわち『ヘブライ語聖書』[1]である。さらに、われわれユダヤ人は、聖書解釈のための「口伝的な伝承」の長い伝統にも信頼をおいている。

私が出会った日本人のなかには、ユダヤ教とキリスト教とを混同している人が少なくなかった。しかし、ユダヤ教とキリスト教とは多くの重要な点で異なっている。一例を挙げれば、キリスト教はすべての人類に開かれた普遍的な宗教であるのに対し、われわれのユダヤ教は日本人に見られるのと同じような排他性をもっている。ユダヤ教は宗教というよりも、むしろひとつの民族に近い。われわれユダヤ人はまた、基本的な人間性の面ではすべての人々と共通しているが、ちょうど日本人にある種の特異な精神的特長があるのと同じように、ユダヤ人だけがもっている特異な精神的特性がある。

人はユダヤ人の母親から生まれたことによって、あるいはきわめて困難な回心を経ることによって、ユダヤ教徒となることができる。私は時として、ユダヤ人に生まれていない人が本当にユダヤ教に回心することができるのだろうか、またそうした人たちが回心に成功するためには、余りにも骨の折れる過程を経なければならないために、彼らのユダヤ教への帰依はまさに、そうした特権的古代イスラエルの、おそらくは失われた十種族の時代から、遺伝的に伝えられてきたものであることの確かな証拠ではあるまいかと考えることがある。

キリスト教徒と違って、われわれユダヤ教徒はイエス・キリストが救い主であったと信じていないし、彼が預言者であったとさえ信じていない。ユダヤ人のうちには、イエス・キリストの実在したことさえ信じない者もいる。とはいえ、われわれはいつの日か、世界がよりよい方向へと大きく変化を遂げるであろうと信じている。われわれはその時をメシアの日々、もしくは救い主の日々と呼んでいる。それらの日の間、われわれユダヤ人は、敵に対する何の恐れも抱かずに、イスラエルの地にあって自らを統治し続けるであろう。その時にはまた世界平和も実現しているであろう。われわれがメシアの日々と呼んでいるものは、ある程度までは聖書を信じているキリスト教徒がキリストの再臨と呼んでいるものと類似している。

ユダヤ人たちは聖書をどう解釈するかという点では、キリスト教徒と異なった立場をとっている。プロテスタントのキリスト教徒たちは、個々の信者が聖書を自分の理解するままに解釈する権利があることを強調している。またローマ・カトリック教徒たちは聖書の解釈を、教皇や教会の上位聖職者たちによって確立されてきた教会法（Cannon Law）に基づく解釈に依存している。それに対してわれわれユダヤ人は、口伝律法（Oral Law）あるいは口伝的伝承（Oral Tora）と呼ばれる、先人たちから伝えられた膨大で複雑な典拠をもっている。それらは、ある点では英米の習慣法体系（Common Law）に似ているとはいえ、その起源が何千年も前に遡ること、またそれの研究に着手するためにさえ、何年もの準備を必要とするようなものである点で異なっている。バイオエシックス上の問題に関しても、われわれは自分たちが誇りとしている先人たちの見解を適応したり、解釈し直すことによって重要な倫理的な決定を下すべきだと考えているのである。

私はここで、ユダヤ教についてほとんど知識がないか、もしくはまったく知らない人々にもわかるように、単純化した形で、口伝的伝承である〈トーラ〉の主要な原理を述べてみたい。ユダヤのバイオエシックスは次に挙げるような多くの問題に適応できる。すなわち、終末期の治療、患者の権利、末期患者への病状の告知、遺伝子の組み替え等々である。しかしイスラエルのバイオエシックスを紹介するこの論稿では、問題を人工妊娠中絶に限定して述べてみたい。

人工妊娠中絶に対するわれわれの考え方は、異文化間にわたるバイオエシックスの研究に関係している人々にとってはとくに興味があると思われる。カトリック教徒と同様に、われわれも生命をいとおしみ、大家族を喜びとし、妊娠中絶が安易に行われてはならない重大な問題だと考えている。しかし、カトリック教会がそれを絶対的に禁止しているのに対して、われわれは後に見るように、母親の生命が危険に陥っている場合には中絶を容認する。

ユダヤ教はイスラエルの倫理的思考や感情の源ではあるが、私の学生たちも含めて多くのイスラエル人は、伝統的なユダヤ思想の源に対しては無知である。以下の論稿の大部分は、私がイスラエルの医学生や看護学生にヘブライ語で何度か講義したものに基づいている。

一　アダムとノア

ユダヤ人のバイオエシックスに関する思想は、神が多くの預言者を通して啓示した基本的な倫理的価値に基礎をもっている。これらの預言者のなかには、最初の人間であるアダムも含まれているが、預言者たちは異国の神々を拝んではならないこと、唯一の神を崇めること、人殺しをしてはならないこと、結婚の制度を尊重すること、盗みをしてはならないこと、正義の体系を確立すること（マイモニデス、『列王記略』）、大地とその被造物とを支配すること（『創世記』）、すなわち、生態系を賢明に管理すること、を命じられた。

アダムからノアの大洪水の時まで、人々は菜食を常としていた。しかし、洪水のあと、神は人間に肉を食べる許しを与えた。権利は責任を伴うから、われわれは皆、預言者ノアを通して、動物に対して残酷であってはならないと命じられているのである。

二　アブラハムとモーゼ

上述の倫理的原理はすべての人類に妥当する。しかし、ユダヤ教はまた、それぞれの国はそれぞれに、自分たちの民族と強く結ばれた、より具体的な原理に基づく独自の倫理を単独で発展させる権利をもっていることを認めている。「殺人の禁止」のような絶対的な原理とは違って、そうしたより具体的な原理は文化と深く関連している。ユダヤ人にだけ適用される原理は、アブラハムとモーゼを筆頭とする一連の預言者たちを通して神から与えられている。私は、神が他の民族にも、それぞれの民族の預言者を通して独自の倫理的教えを与えてきたことを疑わない。しかし、ここではイスラエルの伝統についてだけ述べようと思う。ほぼ三六〇〇年前にイスラエルに大飢饉があり、イスラエル民族全体が食物を求めてエジプトに下った。それから四〇〇年後に、イスラエル人の多くがエジプトからの脱出に成功した。イスラエルに戻る途中のシナイ半島の砂漠で、神は預言者モーゼを通して、われわれの守るべき道徳的な掟を与えたのである。

モーゼは神から与えられた掟を二種類からなる伝承〈トーラ〉として伝えている。その第一のものは文書的伝承、すなわちヘブライ語聖書の最初の五巻に当たる『創世記』、『出エジプト記』、『レビ記』、『民数記』、『申命記』がそれであり、第二のものは「口伝的伝承」、すなわち、第一の文書的伝承の解釈のためのトーラである。ひとつの文書がいくつかの解釈の余地を残さずに書き残されるということは、もともと不可能である。「文書的伝承」の場合には、多くの事柄が十分に説明されないままに残されている。モーゼは神から授けられた知的で深い洞察力ともいうべき預言の力によって、掟の意味を理解したのである。次いで、モーゼは自分の理解したことを後の世代に対して口伝として伝えようと試みたのである。

三　ミシュナ

口伝による教えは、不明瞭さを避け得ないという点では確かに書かれた言葉に劣っている。何年もの間モーゼの預言的な洞察の多くは忘れ去られ、他のものは混同し、ローマによるイスラエルの占領時代頃まで、イスラエル人の多くは口伝的伝承の存在についてはほとんど知らずにいたが、それを知っている人々はまた、その解釈をめぐっていくつもの学派に引き裂かれていたのである。

一八〇〇年ほど前に、われらの聖なるラビ[2]として知られているラビ、イェフダはそうした状況の深刻さを認識して、口伝伝承を文書として記録にとどめようとした。彼は少なくとも口伝のトーラの大部分を文書の形で保存することに成功した。こうした文字に移された口伝のトーラが、<ミシュナ>と呼ばれているものである。ミシュナは次の六部に分かれている。すなわち、(1)種子。農業、植物、動物、土壌に対するわれわれの道徳的な関係を扱っている。(バイオエシックスの生態学的内容に関するもの)。(2)季節。サバト[3]と週日についての記述と並んで、一年の各季節を告げる祝日を扱っている。(3)女性。結婚と離婚ならびに女性に特別な権利と義務を論じている。ここでは女性も男性と同じ道徳的自立性と義務を有しているが、ある種の祭儀を行う義務は免除されており、本人が自発的にそれを選ぶ場合にのみ行うことができることなどが論じられている。(4)被害。分配や応報の正義とさまざまな法の原理について説明されている。(5)聖性。聖餐とエルサレムで開かれるさまざまな祝祭の集い、すなわち、イスラエル人がいま一度、それらの聖なる場所に足を踏み入れるのを楽しみにしている集いについて論じている。(ここで言う<聖餐>はヘブライ語で<コルバン>と呼ばれるが、この語は時に間違って<生餐>と訳されることがある)。最後は(6)浄化。屍体と接触したような場合に、自然水(雨水、雪解け水、氷雨など）による水浴、もしくは浄化のための祭儀によってその状況が洗い落とされるまで、ある種の宗教的祭儀に参加する資格を失わせることなどが規定されている。

四　タルムード

倫理的な事柄について書かれたテキストは、さまざまな理由で不明瞭であり得る。おそらくは言葉そのものが曖昧さを含んでいる上、考え方によって、それらの言葉を解釈するための学派が分立する余地がある。さらに歴史的、技術的な変化は、原著者が論じなかったような新しい問題を生み出してくる（マイモニデスは主著『迷える者への手引き書』の序文でテキストの不明瞭さの理由について論じている）。モーゼの文書的伝承にさまざまな解釈の余地があるのと同様に、ラビ・イェフダのミシュナにも異なる解釈の余地が残されていた。

一五〇〇年ほど前にバビロンのユダヤ人社会に生きた二人のラビ、ラビナとラビ・アシはいくつかの学派間の解釈をめぐる論争を書き写している。かれらはそれを後のギリシア語、ラテン語、英語などと同じく、当時の国際語であったアラム語で書いている。国際語は学者以外にはすぐにはわからないのが普通である。しかし、イスラエルの伝統は、多くの人々に学者になるように促してきたから、今日でも多くのユダヤ人、とくに宗教家たちの社会では、イスラエルの国語であるヘブライ語のほかにアラム語を読むことができる人は少なくない。ラビナとラビ・アシの業績は〈ジェマラ〉と呼ばれている。ミシュナとジェマラは総称して〈タルムード〉と呼ばれている。

五　後のラビたち

モーゼの文書のトーラが説明や解釈を必要としたように、それぞれの世代にはまた、既存の文献が十分に答えていないような新しい問題が持ち上がってくる。そうした新しい問題に直面して、ラビたちは、それ以前の著作が曖昧なままにしてきたことをはっきりさせるために、新しい著作を書くことが常に必要であったのである。こうした著作活動は現在までずっと続いており、おそらくはイスラエルにおいては今後新たな預言者が出現する後までも続いていくことであろう。

六　モーゼス・マイモニデス——ユダヤにおける最も偉大なるバイオエシックスの思想家

モーゼス・マイモニデスは偉大なラビたちの一人で、イスラエルのもっとも優れたバイオエシックス思想家であり、バイオエシックスが何を目指すかについての模範を示した人である。マイモニデスは真に偉大な哲学者たちがそうであったように、科学と宗教の双方に深く関わった。彼が生きていたのは七〇〇年も前のことであるにもかかわらず、彼の道徳法についての偉大な著作は、今日でもなお標準的なテキストとして通用している。かれは臨床に携わる医師であった上に、ヒポクラテス、ガレノスの著作をはじめ、ラテン語に翻訳されて後にすべてのヨーロッパの医学校で用いられてきた主要な医学の古典文献に関する注釈書を著した。彼は一人一人の個人が自分の健康を管理すること、自分にふさわしい運動をすること、澄んだ空気や水のある環境に生活すること、多くの食べ物は体質の違う人には異なる作用をすること、また、人々が自分の身体についてよく知り、どんな食べ物や生活の仕方が自分の身体や精神にとって有益であるか有害であるかについて注意するよう促している。

これらのアドバイスの多くは今日でもなお有効である。たとえばもしわれわれが、ひとつひとつの食物が自分の胃に与える影響を考慮するようになり、自分の食事の節制をするだけの意志をもてるように精神を鍛えることができたならば、われわれはたぶん、自らの健康に責任をもつように努力していない多くの人々が感じているほど、胃腸に関する医学的知識を必要とは感じないであろう。マイモニデスは自らを癒す自然の力を認めたヒポクラテスにならい、もしそれが可能である場合には、自然にだけ委ねるよう医師たちに勧めている。マイモニデスはまた独自の心身医学理論をもっており、医師たちがまず最初に患者が心理的な問題（過度の鬱状態のような）を抱えていないかどうかを観察し、その身体の治療に手をつける前に、まず心の治療をするように忠告している。

哲学者としてのマイモニデスは、聖書の預言内容とアリストテレスの自然学や中世スペインの天文学との調停に努めている。マイモニデスの宗教と科学と哲学との学際的な調和は、今日のバイオエシックスのすべて問題のいずれにとっても模範的な事例となるであろう。もしわれわれが道徳の導き手としての預言者をもたなかったとしたら、われわれはどうして人生の倫理的もしくは精神的意味や健康の科学を見出すことができるであろうか。問題は、今日のわれわれの多くは、マイモニデス、アリストテレス、デカルトなど、偉大な学際的な哲学者たちとは比較にならぬほど小さな人間であるという点にある。われわれは多くのことを知ることなどはもちろん望むべくもないが、せめてひとつの領域のことだけでもよく知ることができれば幸せなのである。こうした状況を解決するための答えはただひとつ、異なる領域間の協力でしかない。われわれがもし将来、重要なバイオエシックス上の疑問に出会うとすれば、医師や他の生命科学者、哲学者、神学者、その他生命に関わりをもつあらゆる分野の人々が、互いに積極的かつ心を開いて、自分と専門の異なる学問やその考え方を理解するような努めなければならない。

ユダヤ法は、われわれが教義に関する事柄をもっとも深く学んでいる現在のユダヤ教の宗教的な指導者であるラビたちを信ずることを命じている。というのもラビたちは必要に応じて深遠かつ広範で、一国の文化を超えているばかりでなく、学際的に神学、哲学、科学、医学の知識を備えた選ばれた人々に代わり得るからである。こうした天才的なラビたちの法廷は〈サンヘドリン〉[4]と呼ばれている。（マイモニデスの『サンヘドリンの律法』を参照されたい）。今日のイスラエルのバイオエシックス教育は、サンヘドリンを甦らせるために将来に備えることでなければならない。しかし、目下のところサンヘドリンが存在していない以上、われわれがバイオエシックス上の問題に直面する際には、哲学、神学、生命や健康の科学が相互に協力することによって、サンヘドリンの英知に近づこうと努めるほかはない。

七　イスラエルのバイオエシックスの人工妊娠中絶問題への適応

この節でわれわれは、人工妊娠中絶の道徳問題という重要なバイオエシックス上の事項に適応できる、行為に関するトーラの伝統を概観してみることにする。

われわれはモーゼの律法に書かれている戒命のひとつに「人を殺してはならない」というのがあるのを知っている（『出エジプト記』XX・13）。しかし、ここで言われている「人を殺す」ということが何を意味しているかはそれほどはっきりしているわけではない。いかなる人をも脅かす怖れのない人間を殺すことは明らかに殺人に当たる。しかし、病気が進行中の患者の治療をやめることによって、患者を死に追いやることに関してはどうなのか。あるいは、臓器移植の目的で、脳死患者から動いている心臓を取り出すことについてはどうなのか。また、合併症で生命の危険な状態にある妊婦から胎児を取り出すことはどうなのか。もし妊娠状態を継続しようとすれば、妊婦は間違いなく死んでしまうような症例を思い浮かべてみればよい。もしわれわれが母親を救おうとして中絶を行えば、われわれは子供を殺すことになるし、中絶を行わなければ、母親が死ぬのを放置したことによって当の妊婦を殺すという結果になろう。われわれはどう振る舞うべきなのか。聖書にただ「殺してはならない」と書かれているこの戒告は、上記のような問題に答えるためには必ずしも明確ではない。しかし、ミシュナは「浄化」の巻の〈オアロット〉の章でこの疑問に答えている。問題を単純化するために、以下にまったく自由な私訳を記しておくが、ここでの私の訳の解釈は、普通の学者たちによって認められている見解を基にしている。

もし出産の困難が女性の生命を危険にさらしている場合には、胎児を切断して、それを慎重に取り出さなければならない。なぜなら母親の生命は胎児のものよりも重要だからである。しかし、胎児に手を下す前に、その頭が出たときには、子供に手を下してはならない。なぜなら、われわれは一人を生かすために他方を殺してはならないからである。

ところでミシュナは、一体どの範囲まで、聖書の殺人の戒めに関する困難をはっきりさせているのだろうか。

後に見るように、ミシュナは新たな曖昧さを生みだすようなものをはっきりさせるのである。ミシュナがきっぱりと明らかにしていることは、母親の生命を救うために胎児を殺すことが殺人とはならない、ということである。なぜなら母親の生命は胎児のものよりも一層重要だからである。しかし、ひとつ重要な点が明確にされたとはいえ、新たな曖昧さが生じてくる。したがって、ミシュナはその内部で矛盾を生むようなことにはならないであろうか。この場合にも、片方の人を救うために他方の人を殺すことを許容しているように思われるであろう。というのも、母親の生命はもう一方の命よりも重要だ、と言っているからである。また、ミシュナは他方では、一人の人を救うために別の人を殺してはならないとも言っている。このことはまさに矛盾というべきなのではないか。

われわれが前の節で指摘したように、イスラエルの歴史のそれぞれの段階で、それ以前の段階では解かれていなかった曖昧さがはっきりされてきたのである。ジェマラはミシュナにある明らかな矛盾に直面し、それを解決しようと試みていた。ジェマラによると、ある人間が他人の命を襲おうとしている場合、被害に遭おうとしている者を救うためにほかの方法がないときには、われわれは攻撃する者を殺さなければならない。「サンヘドリンについて」という論文（『律法の法廷』）のなかでジェマラは、妊娠が母親の生命を危険に陥れているなら、胎児は攻撃する者であり、それゆえに殺さなければならないと説明している。それではなぜ、胎児の頭が出てきたときにはその胎児を殺してはならないと言うのであろうか。

ジェラマは、その場合には、その子が母親の攻撃者ではなく「天が彼女を攻撃している」のだと答えている。人々はここで、ジェラマが問題をそれほどはっきりさせていることにはならないと感じるであろう。そこで、われわれはマイモニデスに目を転じよう。かれは『殺人に関する法と生命救済の法』という著作の第一章九節で、少し違う言葉を用いてこの問題に言及している。すなわち、最初の箇所でかれは、胎児をあからさまには攻撃者と呼んでいない。かれは、母親を救うために胎児を中絶してよい理由は、胎児が攻撃者と「同じ」だからである、と言っているのである。(「同じ」はヘブライ語の∧ケロデフ∨に当たるが、広く認められたシャバティ・フランケルの編集になるマイモニデスの学問的な版には、上述の読み方とは違う解釈を採用している知られざるテキストの名が挙げられている)。次の箇所でマイモニデスはこの言葉も用いないで、「天が母親を攻撃している」と言っている。マイモニデスの哲学は、非物体的な∧天使∨のような知的存在者に関する深遠な形面上学を含んでいるとはいえ、かれはまた医学的な事柄については自然学的な説明を尊重する医師でもあった。ここでマイモニデスは、胎児の頭が出たときには「天」に責任を押し付けるというジェラマの解釈に完全に従っているわけではない。かれは「これは世の中の道理である」と言っている。この言葉はマイモニデスの医学書、とくにヒポクラテスの注釈書の文脈のなかで理解されなければならない。かれはそこで自然の治癒力を強調しているのである。胎児の頭が現れてもなお母親の生命の危機があるような場合にも、マイモニデスがわれわれに人為的な介入をしないように勧めるのは、二人を死ぬにまかせてよいと言っているのでないことはもちろんである。かれがそこで示唆しているのは、希望がまだ失われていないこと、またわれわれが自然の成り行きに任せても、母親と胎児の双方にとって事態は好ましい方に転換し得るということなのである。

もちろんこれらのことはすべて、歴史的な背景のなかで受け止められなければならない。胎児の頭が現れても、その身体が大きすぎて、生まれてくることができないという場合に関しては、タルムードを解釈しているラビたちばかりでなくマイモニデスも、多くの場合になされているような母と子とを同時に救い出すことを可能にする、外科的技術による積極的な介入については触れていない。しかしかれらは、もしそうした手段が用いられたとしても、それを許容したに違いない。これまでのわれわれの議論から、ひとつのきわめてはっきりした論点が浮かび上がるであろう。妊娠が明らかに母体の生命を脅かす場合には、ユダヤ教はカトリック教会とは違い中絶を明確に許容するのである。ミシュナのなかに書かれているように、このような場合には、母の命は子供のものよりも優先されているのである。たとえ陣痛の始まった後でも、それ以外に母体を救う道がない場合には胎児を殺すことが許される。

口伝のトーラの発達の初期の段階には少なからずあった曖昧な点を、マイモニデスはかなりはっきりさせている。それはトーラの言葉が解釈の余地を残しているからであり、また生命や健康の科学のその後の発展に伴ってもち上がった新たな疑問に答えるためでもあった。以下にトーラの研究者たちが、いまなお論じているいくつかの問題を列挙しておこう。

(1)妊娠が確かに母体の生命にとって危険である場合は、中絶が許容されることが明らかであるとしても、母体の生命にとっての危険性はそれほど明確なものではなく、たんに統計的な確率的判断によるものではないか。

(2)母体の生命は危険でないが、身体の健康上問題があるという場合に中絶は許容されるか。

(3)身体の健康上は問題ないが、精神的な健康の上で問題があるという場合に中絶は許容されるか。

(4)強姦された場合の中絶は許容できるか。

(5)胎児が重大な遺伝的な障害をもっていると診断されたときに中絶は許容されるべきか否か。

今日では、ユダヤ教のもっともオーソドックスな権威者たちの間にさえも、厳格な意見と緩やかな意見とが共存している。厳格に考える学派のうちには、数年前にニューヨークに移住しイスラエル国外に住むラビたちのなかでもっとも高い尊敬をかちえていた、故ラビ・モーシュ・ファインシュタインの見解がある。ラビ・ファインシュタインは、母体の命が確かに危険な場合には中絶が許容されると規定する点では、もちろんミシュナやジェマラらマイモニデスに従うとはいえ、上記の五つの問題に関してはそのいずれに対しても否定的な見解を与えている。反対にもっと緩やかな見解はイスラエルの法に関する「ラビの法廷」に席をもつ、ラビ・エリザー・ヴァルデンベルクの立場である。ラビ・ヴァルデンベルクは女（母）性の保護は胎児を保護するよりも重要であるとし、上記の五つの問題のうち最初の四つについては中絶が許容さると考えている。しかし第五番目の遺伝的異常というケースについては問題が一層複雑である。ラビ・ヴァンデンベルクは、ヨーロッパ的背景をもつユダヤ人に見られる遺伝的疾患、∧テイ・サックス病∨（Tay-Sachs性家族性黒内障性白痴）の場合には中絶を許容する。しかし個々の遺伝病については個別的に、またそれぞれの病気の条件に照らして検討されなければならないとしている。以上の権威者たちの名前や偉業よりも大事なことは、それぞれの見解を正当化する根拠である。中絶に関する議論は次の二つの主要な要件で決まる。その要件の第一は、胎児が一個の個的生命、すなわちヘブライ語の∧ネフェシュ∨であるかどうかという疑問である。厳格派は、もし胎児が個的な生命でないなら、マイモニデスは胎児が母体の生命を脅かすとき、その胎児を殺すことを正当化するために、胎児を∧攻撃者∨と呼ぶことはなかったであろうと主張する。マイモニデスがそれを攻撃者と呼んでいるからには、彼は胎児が一個の個的生命であると信じていたのだと言う。それに対して、寛容学派は、マイモニデスは胎児を公然と攻撃者と言っているわけではないと反論する。事実マイモニデスは、上述のように胎児を「攻撃者と同じ」と言っているのである。マイモニデスはまた、嵐の際に、その重量が船の安全を脅かす摘み荷のような無生物をも攻撃者のようなものと言っているのである（『障害と損害に関する法』Ⅷ・15）。したがって、マイモニデスが胎児を攻撃者になぞらえたという事実は、胎児が個的な生命であると信じていたことを意味す

るものではない。議論のもうひとつの決定的な点は、一般の医学倫理の、いわば段々にルーズになっていく(slippery slope)主張と言われているものと関係している。どこで一線を引くかという問題は、つねにそれぞれの社会的な関連のなかでなされる賢明な判断に委ねられる問題である。ラビ・ファインシュタインはニューヨークに住み、中絶問題に対して寛容な対応をすることは、ユダヤ人をニューヨーク社会と同じような性的行き過ぎへと引き入れる役目を果たすことにならないかと怖れていた。そのためにかれは一線を厳格に引いたのである。それに対してラビ・ヴァルデンシュタインは、外国の影響が少なく、人々は、男子であれ女子であれ、学んだり、働いたり、軍務に従事したりしなければならない現代イスラエルの生活の実態を見つめながら、イスラエルに住んでいる。

われわれはまた、ユダヤ人がバビロンの捕囚から帰還した時代、すなわちいわゆる第二神殿の始まりの時代に、エズラ(5)が古代の伝統に従って行なったが、民衆にとっては守るのがあまりにも難しかった宗教的な裁決(宗教外のことについての)の例をも知っている。ラビたちは後に、もし人々がラビによる裁定を受け入れないならば、その裁決は判例として取り上げないことに同意している(タルムードの章としては「祝福」にある)。実際、不慮の出来事によって妊娠し失意のうちにある若い女性に、道徳的な説論をしようとするのは無意味であろう。今日のイスラエルで、中絶に対する余りにも厳格な立場をとることは人々を宗教から追いやることになるだけであろう。

八　現在のイスラエルにおける中絶問題と出産前カウンセリング

ここでとくに強調しておきたいことは、もっとも緩やかなタルムードの権威者でさえ、ユダヤ教が母体の保護以外には中絶を許容するための根拠を提供していないことを認めているのである。この問題を論じてきた多くの専門家のうち、だれ一人として「母の命は胎児のものより先である」というミシュナの言葉以上に、かれらの見解を根拠づける権利を主張してはいない。われわれが「母の命」という言葉を、ラビ・ファインシュタインの「確かな致命的な危険」という厳格な意味にとるにせよ、それともラビ・ヴァンデンベルクの心理的な苦悩をも含む柔軟な意味にとるにせよ、女（母）性の保護以外に中絶を決定する要因となる条件は存在しないのである。時として宗教的な立場にたつユダヤ人とフェミニストとが、中絶に関する両者の主張の根拠が共通であることを自覚し、両者が一緒に活動することになるのも、この母性の保護という点に関係している。

ユダヤ教では、タイ・サックス病と診断された胎児を中絶するという決定は、生まれてくる子供の「生存の質（quality of life)」を根拠として擁護することはできない。そうすることはまるで、われわれが自らを神の立場に立たせて、ある人の生が他の人生よりも一層価値があるとか、意味があるとかを決定するようなものであろう。したがってユダヤ教では、タイ・サックス病の胎児の中絶はその目的が母親の極度の苦悩である場合にのみ正当とされるのである。

母性を保護することが中絶を正当化する唯ひとつの重要な要件であるから、人口過剰になるという予想は中絶の理由とはなりえない。われわれユダヤ人は人口の急激な増加という宣伝にそれ程影響されることはない。われわれは生命と子供を愛しているし、ユダヤ人の多くはできるだけ多くの家族をもちたがる。地球はそれ程の人口を支えていくことはできないとはよく言われることだが、土地を再配分して、単純な農業だけで人々に必要なものを供給する試みさえも十分にはなされていないのである。さらに、いわゆる荒れ地を有効活用することもなされていない。われわれイスラエル人がまだシナイ半島を占領していた一九八二年以前に、イスラエル人はわずかな灌漑用水と人工生育技術によって、世界の砂漠地帯がいたって有効な農地に変わりうることを証明した（私の論文『砂漠に花を咲かせる』"Nature" 366, 198, 1993. を参照されたい）。われわれがその気になれば、地球上のどれだけ多くの生命を支えることができるようになるかを、一体だれが知っているだろうか。

もちろんイスラエルにおいても、家族が多いことは両親や子供たちに困窮を強いることになるという理由で中絶を支持する者たちもいる。しかし、イスラエルではそうした困窮者は、家族のなかの子供の数に応じて国家保健省から支払われる児童手当によって救済されている。その手当が必要な生活物資を賄うのに十分であるか否かは、それぞれの家族が「必要なもの」の範囲をどう考えているかによる。旅行や娯楽、ぜいたくな自動車やそれに類するものを必要と考える人々にとっては、大家族は確かに重荷となろう。それに反して、単純な生活をし、健康を追い求め、物質的なぜいたくや成功を追い求めるよりも、道徳的な完成や知的な活動に励むように勧めているマイモニデスやその他のラビたちの忠告を受け入れる人々は、大家族を重荷どころか喜びと受け止めているのである。

超音波や羊水穿刺[6]など胎芽[7]の欠陥を調べる手段の開発は、出産前カウンセリングという医学の新分野を生み出した。イスラエルでは胎児の異常の可能性が高い場合、他の国と同様に中絶を勧める傾向がある。しかし、中絶の倫理的に正当な唯一の根拠は母性の保護であるから、胎児の欠陥のための中絶は、母親の将来の身体的・精神的健康にとって有害であるということだけがその理由になりうるのである。もし、ひどい異常をもった子を生まなければならないことが母親の極度のストレスの原因となるなら、そのことは中絶の根拠となりうるであろう。そのような子を生むことが母親の重大な精神的ストレスの原因になるとかならないとかいうことを誰が決めることができるのだろうか。また、もし当事者が自分の気持ちをよく知っていると推定することができるとしたら、女性に自分自身にか、もしくは夫や家族の成員たちと一緒に決めさせることが望ましい。したがって、理想的なのは、医師や看護婦やその他のカウンセラーが妊婦にテストの結果を説明するだけで、どのように対処したらよいかということは何も話さず、間接的なかたちで遺伝的カウンセリングをすることである。しかしここで問題なのは、今日の社会にあっては、われわれの誰もがつねに、文書や、テレビやラジオ、さらには映画や各種の宣伝に影響されていることである。われわれの考えの大部分は自分自身の理想ではなく、多くはそうした社会的な意見を形成するメディアによる影響の産物である。今日ではわれわれが自立的な決定を下すことはいたってまれなのである。したがって遺伝病を抱えた患者に対してのカウンセリングをする際には、患者がさまざまな宣伝の影響を受けないようにするために、多少は直接的なかたちで助言が要るかもしれない。たとえば、ダウン症候群の胎児を身ごもった女性が、「美しい人」という商業的に作られた人間のイメージに影響されて、そのような子供を産むことは悲惨だと考えているとしよう。やさしく、決して威圧的にならないカウンセラーが、彼女にダウン症候群の子供を生んで立派に育てている例を話して聞かせるという直接的な助言が役に立つかもしれない。そのことで妊婦は、カウンセラーが客観的で間接的立場に立とうとする場合よりも、自由な決定を下す上で好ましい状況に立つことができるかもしれないのである。

〔著者紹介〕

フランク・J・レアヴィットはアメリカ合衆国生まれで、一九六四年、オハイオ州のジョン・キャロル大学を卒業。その後、カナダのトロント大学およびスコットランドのエディンバラ大学で哲学を修めた後、カナダでフランス語を、ウィーンでドイツ語を、イスラエルでヘブライ語を修めもした。一九六九年から七二年まで、オハイオ州のライト・ステート大学で哲学を教えていたが、考えるところあり、大学を辞め、北アメリカの森林のなかで自転車修理やガラス工などをしながら、小説家である夫人（Mrs. June O. Leavitt）と一緒に七年間、原始的な生活を送った。その後、一九七九年に祖国イスラエルに移住。いまはエジプト領になっているシナイ半島北部の砂漠のなかに三年間住み、祖国の建設にあたった。シナイ半島がエジプト領になったため、一九八二年、イスラエルのヘブロンに移転を余儀なくされた。ここでまた、ユダヤ人社会の建設にしばらく従事したが、現在はベン・ガリオン大学で哲学及び倫理学を教えている。

幾何哲学（philosophy of geometry）、言語哲学（philosophy of language）、論理哲学（philosophy of logic）、生命倫理学、哲学史（特にアリストテレス、ヒューム、スピノザ）などに関する論文多数。

〔訳注〕

(1)キリスト教では通常『旧約聖書』と呼ばれているが、ユダヤ教ではイエスの教えに基づく『新約聖書』を認めないから、ヘブライ語の旧約聖書を唯一の聖典としている。

(2)ユダヤ教の司祭。

(3)週の祝日。

(4)古代イスラエルにあった宗教と政治の最高法廷。ユダヤの宗教家の多くは今日までそのような機関による宗教的法治国家を理想としている。

(5)旧約聖書の『エズラ記』第八章以降に、モーゼの律法に精通した書記官として登場する。ユダヤの民のエルサレムへの帰還に大きな役割を果たした。
(6) 染色体異常を調べるための出産前検査。
(7) 受胎後八週末までの胎児。

あとがき

本書は私がこれまで折にふれて、各種の雑誌や年報等に書いてきた「医学と哲学の接点」に関する小論のうち、現に市販されている書物や、専門の学会誌等に掲載されたものを除いた論稿のなかから、比較的一般読者の関心にも応えられそうなものを選んで一本に纏めたものである。したがって、ここに集められた小論や翻訳は、それぞれに違った時期に、異なる読者を対象に書かれたものであり、互いに重複する箇所や文体の違いなどで統一性を欠いている部分も少なくない。

昭和四四年から三〇年余りを医科大学で、哲学、医学ラテン語、医学概論、医療人間学等の講義を担当してきた私は、その間、医学生と知的関心領域をできるだけ共有したいと考えて、講義の際にも、医学教育全体との関連を念頭におくように心がけてきた。また、医学部や歯学部の同僚との交流を通して、医学のいくつかの専門領域の研究方法や成果を知るようになったことも、私がこうしたテーマを追い続ける上で大きな刺激になったと思っている。

本書に見られるように、私の問題意識の中心にあったものは、心身の理解に関して精神と身体とに二分化した近代の科学知のパラダイムが、医学を高度に科学的な武装で強化させると同時に、他方では、実証的な証明の困難な、多くの重要かつ特異な疾患への関心を薄れさせることになるのではないかという疑念、すなわち、医学の学問的方法論や基本概念の変遷など、パラダイム論に関わる問題であった。

歴史的に見れば、医学と哲学とは、そのどちらも、人類の文化史のうちでもっとも古く、かつ相互にもっとも活発な知的交流のあった部門であった。当時の知的環境は、今日の世界のもつ情報の量や精度から見れば、比較にならないほど、狭く限られたものであったとはいえ、古代や中世の学問論のなかで論議された、人間の知や経験の統合のための視点は、人間の経験を総合的に展望するための知恵として、今日でもなにがしかの示唆を与えていると私には思われる。本書で医学思想史に関する小論が多いのは、私の視点のひとつが歴史的考察を通して医学と哲学との新たな知的交流の可能性を探ることにあったからにほかならない。

近代思想が、人間の心身への学的探求の道を二元的に分割し、その一方の身体の科学を没価値的で客観的な実験科学、他方の精神の科学を価値と不可分な主体的で有意的な記述科学として位置づけ、それぞれの科学の独立性と発展の基礎としてきて以来、哲学と医学のような、人間の全体的な理解のために深い結びつきを必要とする領域の間でさえ、学問的な対話がほとんど成立しえないような状況が長く続くことになった。

そうした学問の分化がもたらす状況については、今世紀前半の主要な哲学者たちにより、その文化的な偏向と非人間化の危険が指摘され、徐々に自然科学と精神科学とを統合的視点に収めるための試みがなされてきた。とくに、七〇年代の初め頃からは、止まるところを知らない科学技術の進展がもたらす新たな文明の危機的状況が次第に現実味を増して、環境問題をはじめとする多くの部門で、科学技術の進歩に対する楽観主義を戒め、科学研究に一定の人間的な制限を加える必要が叫ばれるようになった。

一九世紀の後半以来、急速に自然科学の仲間入りをし、高度技術の発展を最も有効に取り込むことに成功した医学は、患者の診断や治療についてはもちろん、時にはその必要を越えて、生命のもつ複雑で微妙な構造や機能の解明や修復に乗り出したことで、科学技術の危機を分有することが誰の目にも明らかとなった。

そうした状況に対する認識を踏まえれば、いまこそ、科学と哲学とが、とりわけ医学と哲学との対話が開かれ、それらの分断された領域を結ぶ新たな絆が探されなければならないであろう。それを探求する視座を私は思想史に置いてきたのである。

医学の哲学、もしくは医学哲学は、私のなかでは、つねにその可能性を問い続けるべき主題であったとはいえ、すでに方法論的に確立した学的領域としての市民権を得るにいたってはいない。本書の題名を『医学哲学はなぜ必要なのか』としたのは、読者が本書を通して、その必要を感じとってもらえれば、と考えたからである。

なお、本書の第Ⅲ部には自著の論稿のほかに、すでに他誌に提載された数篇の拙訳論文を採録させていただいた。これらのうち最初の二篇は、日本における医学倫理研究の先駆者ともいうべきパオロ・ベルナルディ師の論文であり、三篇目のガレノスの翻訳とともに、私がこうした研究を手がける端緒となったものである。ほかの二編は、オランダとイスラエルで活躍する若手研究者の論文で、いずれもわが国では目にすることの少ない、独自の社会倫理的視点が反映されている。ここからわれわれは、医学の哲学にはすべての人間や時代に共通した問題以外にも、こうした国家や民族に固有な社会的観点があることを学ぶことができよう。

今回、これらの旧稿を一本に纏めるのに際して、本書に旧稿を転載することを快くご了承くださった関係者にまず、御礼を申し上げなければならない。とくに、「セミナー医療と社会」は、私がこうしたテーマについてまとめる上で、さまざまな機会を提供してくださった。本書がこのような形で誕生することができたのも、同セミナーの主宰者、品川信良先生のお励ましに負うところが大きいことを、ここに感謝をもって記しておきたい。

また、十数年にわたって筆者の仕事を忍耐強く支えてくれた、岩手医大哲学研究室の高橋さち子さんには、今回も大変お世話になった。この場を借りてこれまでの献身的なご協力に心からの謝意を表しておきたい。

最後に、出版までぎりぎりの日数になっての申し出にもかかわらず、本書を時空出版の「医学哲学叢書」の一巻として出版することを了承された上、編集や校正の上で何かとご配慮をいただいた同社に厚く御礼を申し上げる。

盛岡にて

石渡隆司

平成一二年三月

初出一覧

I

伝統医学として見たギリシア医学の再評価　『アーユルヴェーダ研究』第二一号一九九一年八月
文化史から見た古代人の医療観（1）『けんさ』（ヤトロン）第二六巻三号一九九六年一二月
文化史から見た古代人の医療観（2）『けんさ』（ヤトロン）第二七巻一号一九九七年七月
文化史から見た古代人の医療観（3）『けんさ』（ヤトロン）第二七巻三号一九九七年一二月
文化史から見た古代人の医療観（4）『けんさ』（ヤトロン）第二八巻一号一九九八年七月

II

医学と哲学の統合と分離をめぐって　『人間像を求めて』（共著）北樹出版一九八二年
死のイメージの変遷にみる医学と哲学の接近と乖離　『東北哲学会年報』第六号一九九〇年六月
健全と不健全　『G-TEN（ぢてん）』第六〇号「正統と異端」（天理やまと文化会議）一九九一年三月
正常と病理の間　『セミナー医療と社会』創刊号一九九二年六月
医学の哲学は可能か　『文化会議』（日本文化会議）第二七八号一九九二年八月
慢性疾患と医療の限界　『セミナー医療と社会』第七号一九九五年六月
近代科学の揺籃期における医学の一側面　『セミナー医療と社会』第一一号一九九七年五月
複雑系と全体知の回復　『医学図書館』第四四巻二号一九九七年

III

生物学と哲学上の根本問題　『岩手医大教養部研究年報』第九号一九七四年
生命の尊厳と医師の課題　『岩手医学雑誌』第二七巻三号一九七五年
最良の医師は哲学者でもあることについて　『岩手医大教養部研究年報』第一六号一九八一年一二月
医療資源の配分と慢性疾患　『セミナー医療と社会』第三号一九九三年六月
イスラエルのバイオエシックスの紹介　『セミナー医療と社会』第五号一九九四年五月

〈著者略歴〉
石渡　隆司（いしわた・りゅうじ）
1932年　神奈川県生まれ
1956年　東北大学文学部哲学科卒業
1964年　同大学院博士課程修了（哲学）
1964-69年　日本大学工学部講師、助教授
1969年　岩手医科大学助教授
1971年　同教授
2000年　同退任
現在、岩手医科大学名誉教授
1986年より95年まで日本医学哲学倫理学会会長
1995年以降ポーランド医学アカデミー名誉会員
〔著書〕『立体哲学』（共著・朝日出版社）、『人間像を求めて』（共著・北樹出版）ほか、〔訳書〕「ヒポクラテス全集」（共訳・エンタプライズ）、E・ノイマン『深層心理学と新しい倫理』（人文書院）、B・サイモン『ギリシア文明と狂気』（共訳・人文書院）、『新しい医療観を求めて』〈医学哲学叢書〉（編訳・時空出版）、S・スピッカー『医学哲学への招待』〈医学哲学叢書〉（共訳・時空出版）

医学哲学叢書《いがくてつがくそうしょ》
医学哲学《いがくてつがく》はなぜ必要《ひつよう》なのか
二〇〇〇年三月二八日　第一刷発行
二〇〇〇年六月二〇日　第二刷発行
著　者　石渡隆司
発行者　藤田美砂子
発行所　時空出版
〒112-0002 東京都文京区小石川四―一八―三
電話〇三（三八一二）五三一三
印刷所　平河工業社
ISBN 4-88267-028-3